中医针灸适宜技术简明图谱

主　编　齐昌菊　李荣华

副主编　王杰宁　尚　云　李　明

　　　　郁东海　黄惠泉

编　委　张　欢　卫新国　骆文玮

　　　　沈　乐　杨方玉　张小铁

　　　　葛　谈　王　勇　赵　辉

　　　　毛慧杰　谢英元　齐佳龙

主　审　孙行军　葛林宝　单永华

中医古籍出版社

图书在版编目(CIP)数据

中医针灸适宜技术简明图谱 / 齐昌菊等著. —北京：中医古籍出版社，2012.3

ISBN 978-7-80174-541-5

Ⅰ.中… Ⅱ.齐… Ⅲ.针灸疗法—图谱 Ⅳ.R245-64

中国版本图书馆CIP数据核字（2007）第109645号

中医针灸适宜技术简明图谱

作　　者：齐昌菊　李荣华

责任编辑：郑　蓉　李艳艳

封面设计：陈　娟

出版发行：中医古籍出版社

社　　址：北京市东直门内南小街16号（100700）

印　　刷：廊坊市三友印务装订有限公司

开　　本：889mm×1194mm　1/32

印　　张：5

字　　数：彩图480幅　　16千字

版　　次：2007年7月第1版　2015年10月第2版第2次印刷

印　　数：3001～6000册

ISBN 978-7-80174-541-5

定　　价：26.00元

序 言

为贯彻落实卫生部、国家中医药管理局《中医药事业发展“十一五”规划》的要求，并结合《国务院关于发展城市社区卫生服务的指导意见》，积极配合社区卫生综合改革，实现六位一体的服务功能定位，积极发挥区县中医医院在社区、农村中医药工作中的龙头作用，使其成为农村中医药医疗、预防、保健中心。大力推广安全有效、成本低廉、简便易学的中医药适宜技术，充分发挥中医适宜技术在社区卫生服务中的优势及中医药在新型农村合作医疗中的作用，为解决百姓多发病、常见病及“看病难、看病贵”的现实问题作出贡献。

以上海市浦东新区医学重点专科针灸科学科带头人齐昌菊主任医师主持编撰，选择常见病针灸治疗，常用穴位主治功效为切入点，编撰的《中医针灸适宜技术简明图谱》，其中包括“常用中医针灸适宜技术项目”、“临床常用腧穴”、“常见病针灸治疗”等部分，图文并茂，言简意赅，便于学习和掌握。它将对于社区全科医生、乡村医生掌握中医药知识有一定的帮助。今后将继续依托社会各界力量，使中医针灸适宜技术项目得以推广应用，发扬光大。

再　序

“十一五”期间，上海市光明中医医院借助原南汇区中医适宜技术培训基地，组织编撰了适合社区、乡村医生使用的适宜技术培训资料，自出版发行以来，得到广大社区全科医生和乡村医生的好评，该书图文并茂，言简意赅，适合于中医针灸适宜技术项目推广应用。

时逢“十二五”时期，上海市浦东新区创建全国中医药社区服务综合改革实验区，上海浦东新区社区中医药工作如火如荼的开展，中医适宜技术项目在浦东新区大力推广应用，社区全科医生和乡村医生也掀起了学习中医针灸适宜技术的热潮。本书贴近基层医生及社区需求，内容分常用中医针灸适宜技术项目、临床常用腧穴、常见病针灸治疗三部分，采用实物图片形式，让全科医生易于掌握。

上海市浦东新区中医药事业发展联席办公室，积极贯彻落实《国务院关于扶持和促进中医药事业发展的若干意见》（国发2009【22】号）文件精神，开展“中医中药中国行—

—中医药进乡村、进社区、进家庭”系列活动，大力宣传中医药文化，开展中医“治未病”体验项目、中医适宜技术进社区等工作。组织科普讲座，撰写中医药科普读物等工作。《中医针灸适宜技术简明图谱》再版，将更有利于全科医生和乡村医生掌握中医适宜技术，为在社区开展中医适宜技术工作起到了积极推动作用。

2012年3月2日

目　录

第一部分
常用中医针灸适宜技术项目

一、针灸

（一）针灸的三大效应

1. 调和阴阳。

2. 扶正祛邪。

3. 通经活络。

（二）针灸术前准备

1. 针具：根据针灸的部位、年龄、体质等因素，选择针的长短、粗细。

2. 针具消毒：2%新洁尔灭浸泡30分钟以上。

3. 操作手消毒：用肥皂水洗刷，再用酒精棉球擦拭。

4. 穴位消毒：用酒精棉球擦拭。

5. 体位：坐位、卧位，不可立位。

（三）毫针消毒灭菌

在治疗台上放置一有盖容器，内盛1210或2％戊二醛消毒液。前者每周两次，后者每周一次更换消毒液。

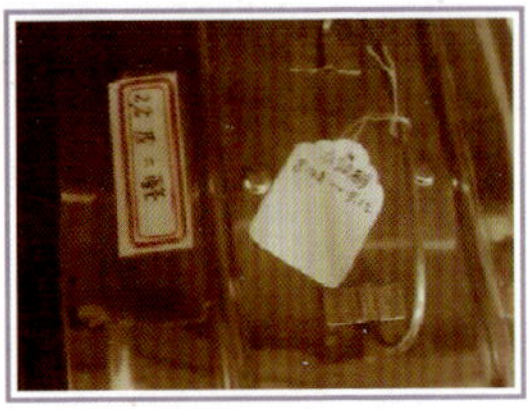

将用后的针，随时放入溶液中浸泡30分钟以上做初步消毒。

将已浸泡好的针捞出，用流动水冲去残留的消毒液，再烘干。

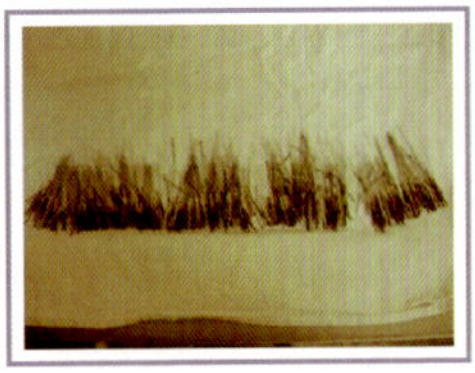

将烘干的针按不同的长度理出分开。(同时理出有毛钩、弯曲等损伤严重的毫针，弃之。)

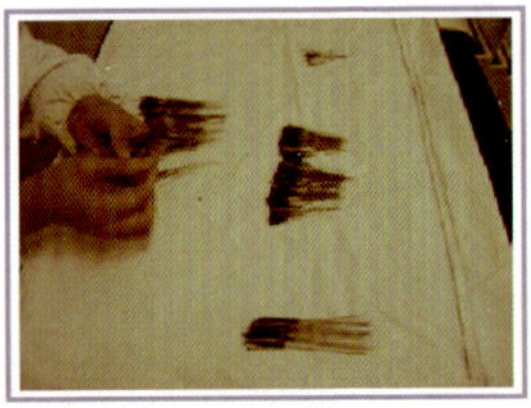

用纸分别包成圆锥形的“独立”小包装。每小包不超过50支即可。

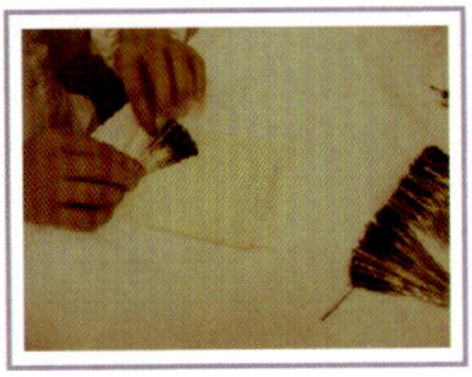

将小包装，按长短顺序，排列于有孔方盘内，送高温高压蒸汽灭菌（盘外贴3M指示带，注明消毒日期和有效期，并签全名）后使用。

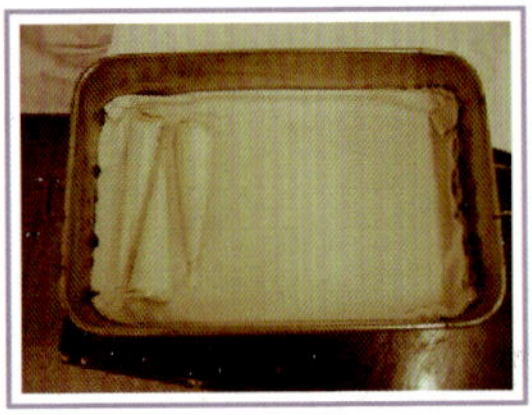

消毒后的针，一旦超过有效期，虽未打开小包装也必须重新灭菌后才可使用。

（四）操作步骤

1.进针方法：单手、双手。

2.针刺角度：直刺、斜刺、平刺。

3.针刺深度：秋冬深刺；春夏浅刺。老弱妇幼、体瘦浅刺；壮实、体胖深刺。病在皮毛，属热、新伤者，浅刺；病在筋骨脏腑，属实、陈伤者，深刺。

4.行针：提、插、捻、转。

（五）针刺异常及防治

1.晕针：

原因：初针、体弱多病、紧张、过度疲劳、空腹、大泻、大汗出、体位不正和针刺手法过重。

症状：针刺、留针或出针后，出现突然头晕眼花， 心慌欲呕，面色苍白，大汗淋漓，重者突然晕倒，四肢厥冷，血压下降，脉细欲绝。

处理：迅速出针，平卧休息，喝温开水或热茶，重者掐人中，灸治内关、百会、关元。

预防：初针者，选穴少，手法轻，多卧位。

2. 滞针：

原因：患者紧张、针部肌肉收缩、单向或过大幅度的捻转致肌纤维缠绕针体。

现象：捻转提插进退均难，局部疼痛，出针难。

处理：① 身体放松。②针处附近按摩。 ③插对称穴，或向附近腧穴再扎一针。④反向捻转。

预防：嘱患者全身放松。术者不可单向大幅度捻转。

3. 弯针：

原因：留针后患者体位改变，术者手法不当或电针输出功率突然增大，均可致肌肉猛烈收缩，导致弯针。

现象：提插微动，捻转不动，进退困难，局部疼痛。

处理：①患者体位还原。②不可猛拔，不可捻转，顺着弯势慢慢退针。

预防：选用舒适持久的体位，手法适当，电针输出量由零开始加大，不可突然增大。

4. 断针或折针：

原因：针体尤其是针根部有损伤或弯曲锈蚀，或过大外力碰撞，体位改变大，肌肉强烈收缩。

现象：①进针时折断。②留针时撞击或肌肉收缩而致针体折断。③埋针者，因针位不牢而全针进入穴内。

处理：①断端未伏没者，小心拔出。②断端伏没者，在X线下，手术取出。

预防：术前仔细选择，切忌将针身全部刺入肌体内。

5. 血肿与出血：

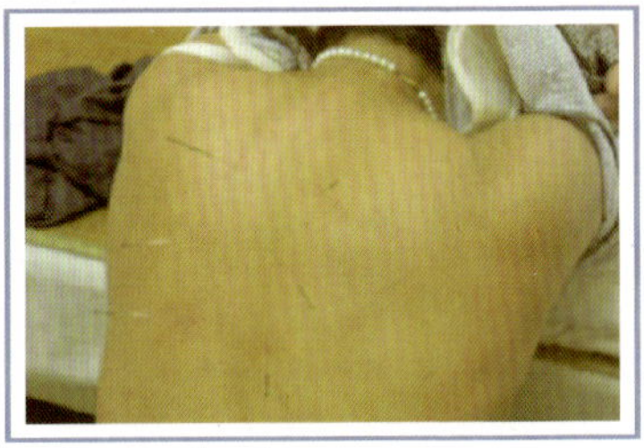

症状：出针后，针孔出血或肿胀疼痛，或皮下瘀血。

处理：以棉球按压针孔片刻。

预防：除放血外，针刺时避开血管进针。

6. 刺伤脏器：

血气胸：胸背部针刺过深。

蛛网膜下腔出血：风池、哑门、安眠穴针刺过深。

心破裂：胸、上腹部针刺过深。

危险穴位：肩井、哑门、期门、日月等。

二、艾灸疗法

（一）定义

以艾绒为主加上辛温行气药物燃烧，在腧穴上烤灼，傍以其热力激发经气，调整经络功能，从而防治疾病。

（二）艾灸作用

温经通络、除湿散寒、活血化瘀、拔毒消肿、回阳救逆、扶正祛邪、防病保健等。

（三）艾灸的适应症

1. 虚证：以火助阳。

2. 实证：使邪实随火散发。

3. 寒证：其气散寒。

4. 热证：以热攻热，灸作真热，而具有双向调节作用，引郁热之气外发。

5. 灸适应于虚寒慢病，陈伤劳损性疾病，脾肾阳虚，妇幼体弱，久病贫血，损伤和末端症状，风寒湿痹等。

6. 保健作用：

灸百会：醒脑提神；灸中脘：健补脾胃；灸命门、关元：精力充沛；灸足三里、三阴交：饮食睡眠良好，解疲劳；小儿灸身柱：发育正常；老人灸足三里：身体健康。

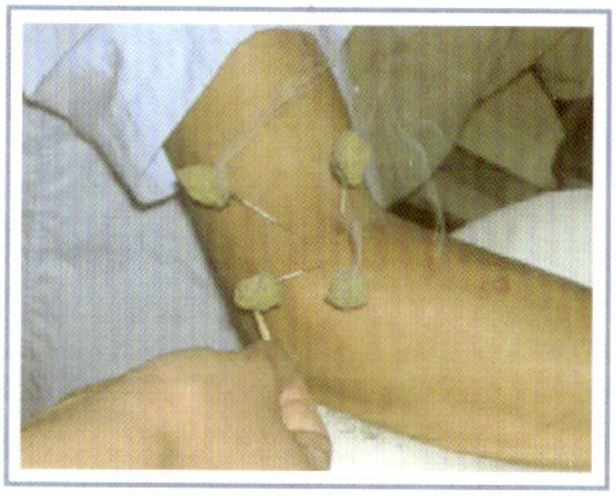
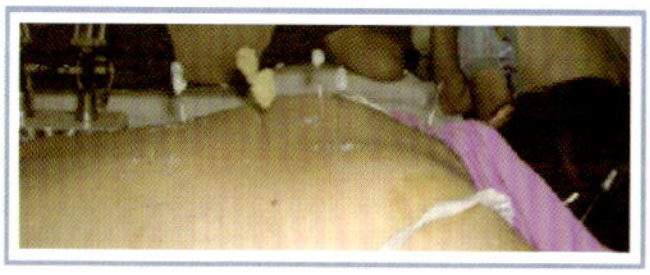

（四）艾灸注意事项

1. 面部五官及大血管部位不宜施灸（瘢痕灸）。

2. 灸瘢：一般无须处理，可以自愈，但务必保持清洁以防感染。

三、拔罐疗法

（一）定义

拔罐疗法：又叫角法、吸角和火罐。是以投火或其他方式排除罐内空气，产生负压，使罐吸附于体表上造成局部瘀血或充血，以治疗疾病。

（二）方法

1. 排气方式：火罐、水罐和气罐。

2. 投法分类：单罐和多罐、留罐和走罐、闪罐。

3. 综合类：

①药罐：多为竹罐用药水煮沸。

②针罐：在得气的针上拔一个罐。

③刺络拔罐（放血罐）：针刺或挑刺后迅速拔罐，拔出瘀血或毒液。

（三）适应症

心肺、胃脾、脏腑、神经、妇儿及外科多种疾病、经筋伤、运动伤痛等多种骨伤科疾病。

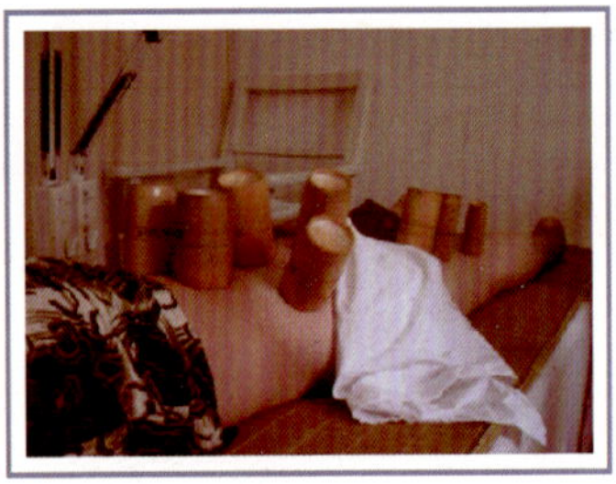

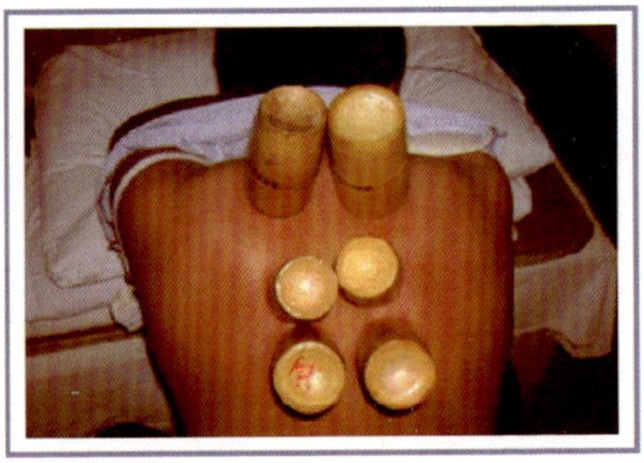

（四）注意事项

1. 禁忌：皮肤病、孕妇腰骶部、肿瘤局部不可拔罐。

2. 留罐时间：不宜过长，务必观察，若起水泡立即取罐，水泡可用消毒针挑破，让液体留尽，保持清洁以防感染。

四、耳穴疗法

（一）概述

是刺激耳穴预防全身疾病的方法，耳穴是机体及脏腑器官组织在耳部的反应点。

（二）耳穴的分布和定位

耳穴分布于耳廓，有200多个, 国际标准化耳穴111个。

（三）适应症

适应机体各系统多种病症，如一切痛症、炎症、功能紊乱、过敏和变态反应、内分泌失调、各种慢性病和部分传染病。

（四）选穴原则

临床多用相应耳穴，如胃病取胃穴，带下病取子宫穴，皮肤病取肺穴，崩漏取内分泌，退热取耳尖等。

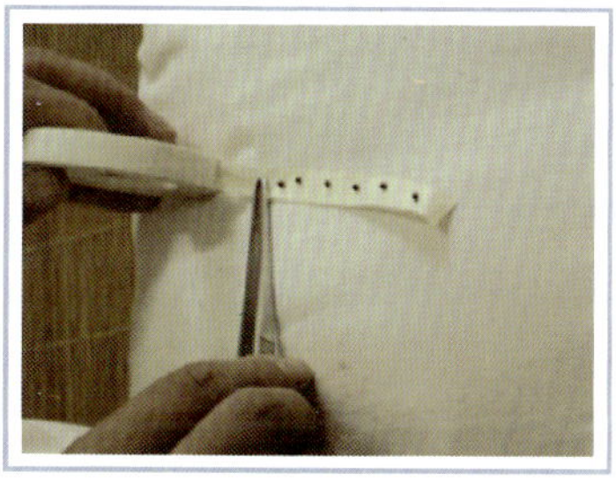

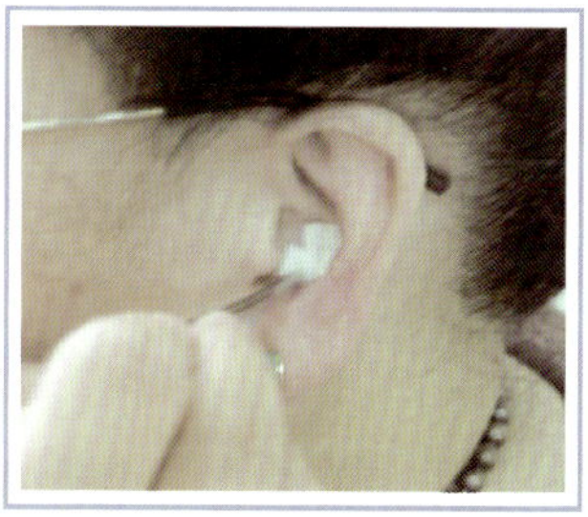

（五）常用方法

1. 贴药法：用小号胶布将药物微丸贴于耳穴，嘱患者每天自行按压药物2～3次，以加强刺激。3～5天后更换耳穴。

2. 药物：王不留行、油菜子、小米或特制中药微丸。

五、综合针法

针刺与现代科技手段相结合，应用现代手段刺激经络腧穴、防治疾病的方法，叫做综合针法，包括电针疗法、水针疗法、激光针刺疗法。

其中电针和水针两种疗法为骨伤科及其他慢性病或痛症等疾病临床治疗常用的方法。

（一）电针疗法

电针是在得气的一对针柄上，通以脉冲电流，针和电两种作用同时并用，以加强刺激，提高疗效。

操作步骤：

1、输出　　2、接通电源

3、调节　　4、治疗时间

5、刺激量　　6、频率和波形的选择

7、出针

（二）水针疗法

水针又叫穴位注射疗法，用常规注射器的针头代替毫针，进针得气后将药物注入穴内，针和药同时并用，防治疾病。

水针是典型的中西医结合的综合疗法。其优点是药物作用与穴位刺激相结合，用药少，副作用少，疗效较高。

1. 选穴：按针灸选穴的原则，根据病因、病症处方，选穴少而精。

2. 药物剂量：凡肌注的药物，均可选用，每穴注入量用常规肌注用量的1/5。

3. 常用药：

活血化瘀：当归、川芎、刺五加等。

补气：黄芪、党参。

肌肉萎缩药：营养神经类维生素 B_1 等。

调节神经药：糖盐水或维生素类。

痛症：2% 盐酸利多卡因等。

4. 疗程：急病，每日 1 次；一般病，每周 2～3 次，6～12 次为一疗程，疗程间隔为 1 周左右。

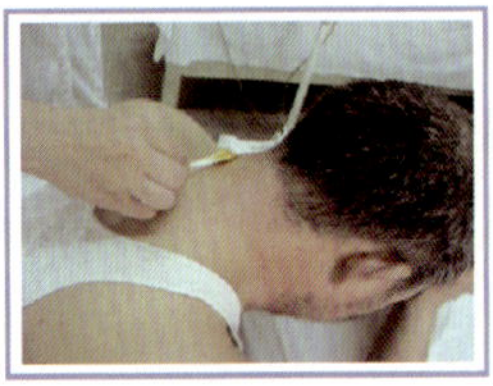

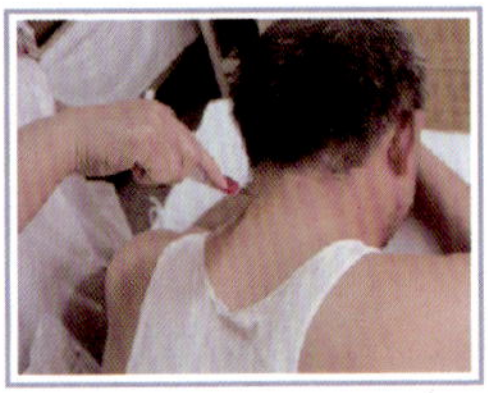

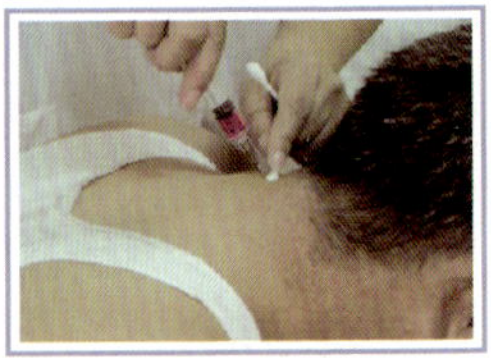

5. 操作：

①肌注常规消毒法消毒。

②选穴，针刺得气后回抽（无回血）。

③将药物注入穴内。

④出针，按压针孔片刻。

六、天灸疗法

天灸疗法是非火热灸法中的一种主要方法，又称“发泡疗法”，既具有穴位刺激作用，又可通过药物在特定部位的吸收，发挥明显的药理作用。

“天灸”一词首见于唐·孙思邈的《千金要方》，该书载有“用旱莲草椎碎、置手掌上一夫，当两筋中以古文钱压之，系之以故帛，未久既起小泡，谓之天灸，尚能愈症。”

据现代研究：天灸可通过刺激穴位，对机体的有关物理、化学感受器产生影响，直接反射地调整大脑皮层和植物神经系统，从而达到防病、治病目的。近年来，日本和美国在研究灸疗的作用机理时发现灸刺激可诱导施灸局部的肌肉产生热休克蛋白。施灸可增加对含有热休克蛋白的纯蛋白衍生物有特异反应的淋巴细胞的数量，故认为施行灸疗部位产生的热休克总蛋白是作为一种免疫源而激活了免疫。

目前天灸疗法临床应用较为广泛，如支气管哮喘、慢性支气管炎、过敏性鼻炎、类风湿性关节炎等。天灸治疗支气管哮喘和慢性支气管炎的理论依据是冬病夏治。冬病夏治是以《素问·四气调神大论》中“圣人春夏养阳，秋冬养阴，以从其根”为理论依据的一种治疗方法。慢性支气管炎、支气管哮喘等疾病多因正气虚弱，感受风寒而诱发，且好发于冬季，故称冬病。根据天人相应的原理，在人体腠理疏松开泄、荣卫通达、便于药物吸收的夏季，采用穴位

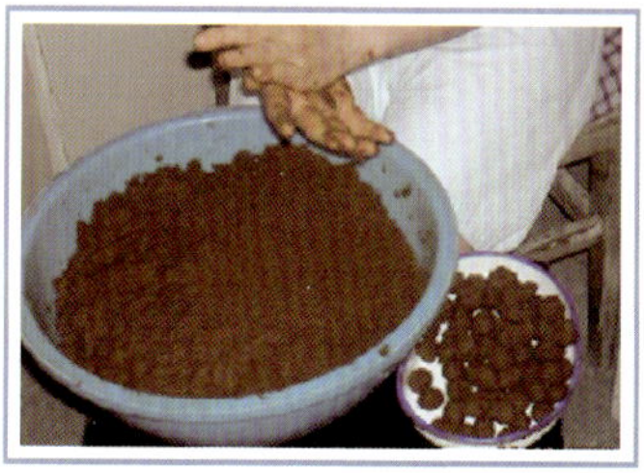

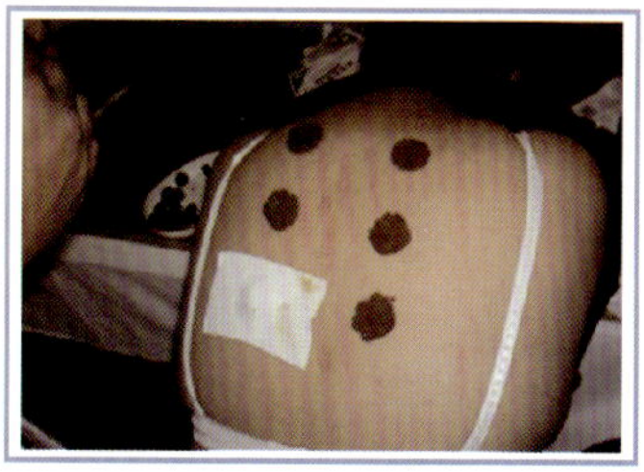

敷贴，扶助正气，祛除机体内伏寒邪，起到“缓则治其本”、“不治已病治未病”的目的。

七、穴位敷贴疗法

冬病夏治，穴位敷贴这项中医适宜技术，以其简、便、廉、效等四大优势，在临床中广泛使用，特别是针对慢性咳喘病、风湿病、中风后遗症等各类迁延性、慢性疾患。此类患者长期患病，体质虚弱，采用穴位敷贴疗法，是应用现代科技手段和传统中医理论相结合。

1. 适应症：

咳喘病、高血压病、颈肩综合征、肱骨外上髁炎（网球肘）、中风后遗症、风湿病、膝关节退行性变等。

2. 药物与治法：

白芥子10克，苏子10克，细辛5克，甘遂10克，肉桂10克，麻黄5克，川芎10克，川贝10克，共研细末，用鲜姜50克切碎，捣汁并与上药调成糊状，分别置于塑料薄膜上，并贴于双侧肺俞、心俞、膈俞、肾俞，一般敷贴3～5次。

可调理肺气，温肺化痰，活血化瘀，祛除伏痰，增强机体免疫力，降低机体变态反应，有效改善呼吸道通气、换气功能，减少支气管炎、支气管哮喘等肺部疾患的发生。

3. 风湿病、中风后遗症穴位敷贴常用药物：

透骨草10克，粉三七5克，寻骨风10克，威灵仙10克，血竭4克，千年健10克，羌活10克，独活10克，全蝎4克，牛膝10克，乌蛇10克，干姜10克，补碎骨10克，地鳖虫10克。上药共为细末，醋适量调成糊状。

4. 常用穴位：

曲池、肩髃、手三里、肩外俞、肩中俞、外关、合谷、肾俞、腰阳关、关元俞、环跳、风市、膝眼、阳陵泉、足三里、血海、解溪、阿是穴等。

第二部分
临床常用腧穴

肺手太阴之脉：起于中焦，下络大肠，还循胃口，上膈属肺。从肺系，横出腋下，下循臑内，行少阴、心主之前，下肘中，循臂内上骨下廉，入寸口，上鱼，循鱼际，出大指之端。

其支者：从腕后，直出次指内廉，出其端。

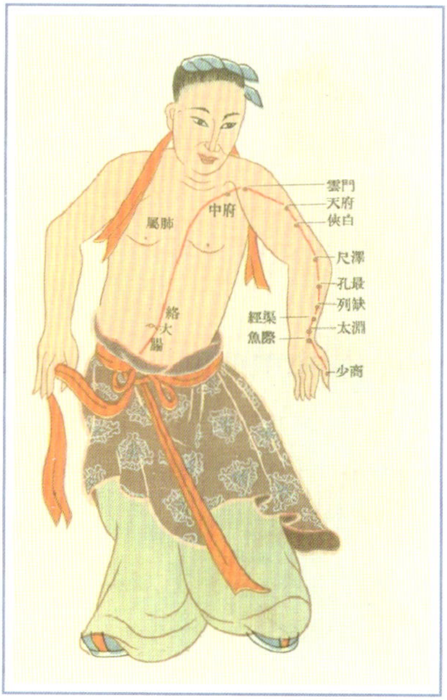

手太阴肺经

尺泽

取穴：微屈肘，在肘横纹上，肱二头肌腱的桡侧缘。

主治：咳喘，气喘，咽痛，肘臂挛痛。

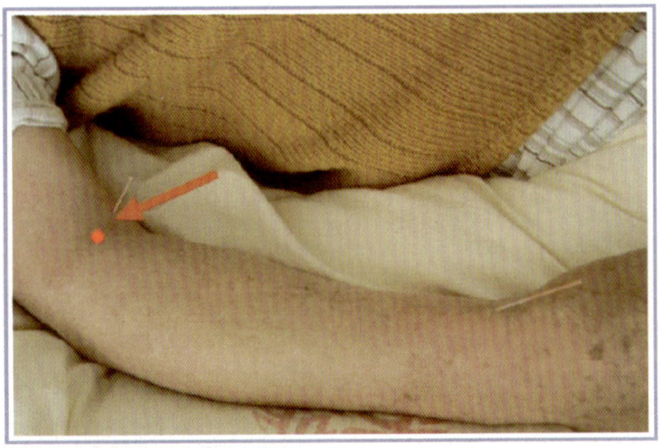

列缺

取穴：桡骨茎突上方，腕横纹上1.5寸。

主治：伤风，头痛，项强，咳嗽，气喘，咽喉痛，齿痛，口㖞。

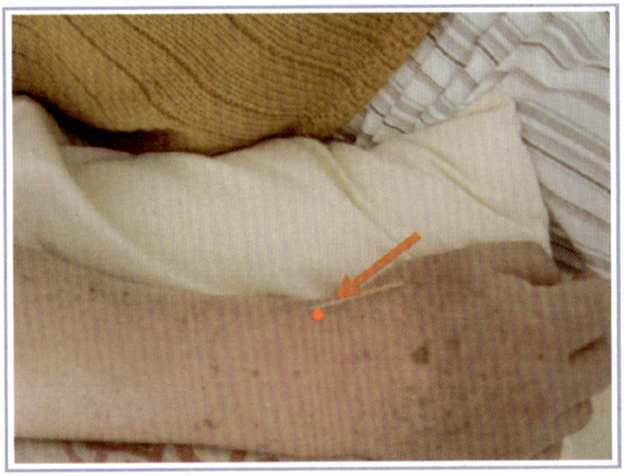

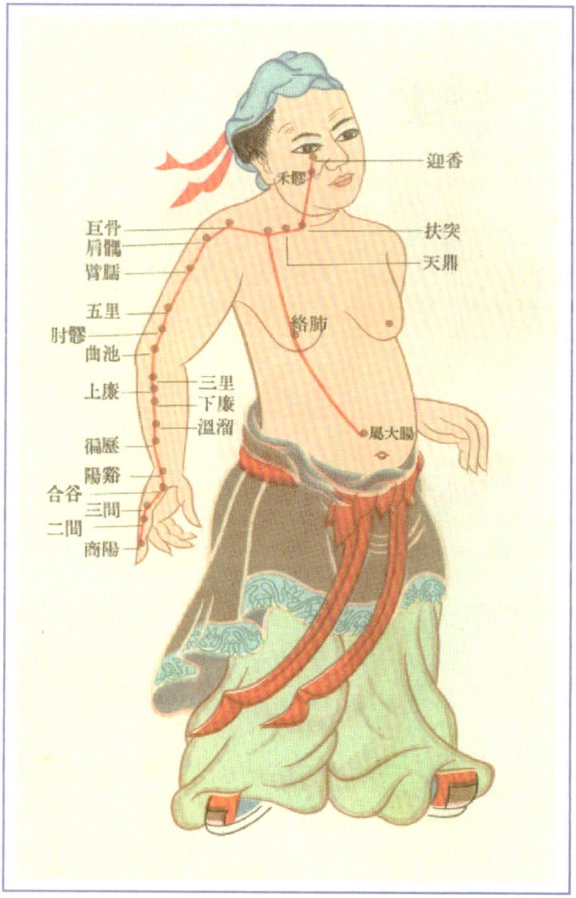

手阳明大肠经

大肠手阳明之脉：起于大指次指之端，循指上廉，出合谷两骨之间，上入两筋之中，循臂上廉，入肘外廉，上臑外前廉，上肩，出髃骨之前廉，上出于柱骨之会上，下入缺盆，络肺，下膈，属大肠。

其支者：从缺盆上颈，贯颊，入下齿中；还出挟口，交人中，左之右，右之左，上挟鼻孔。

合谷

取穴：拇食二指并拢时在肌肉最高处。

主治：头痛，齿痛，咽痛，腹痛，经闭，口眼㖞斜，耳聋。

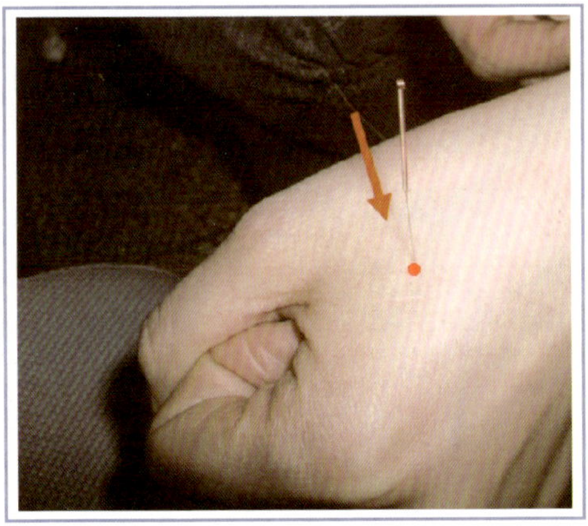

曲池

取穴：屈肘，肘横纹外侧端与肱骨外上髁连线中点。

主治：咽痛，齿痛，目赤痛，上肢不遂，手臂肿痛，腹痛吐泻，高血压。

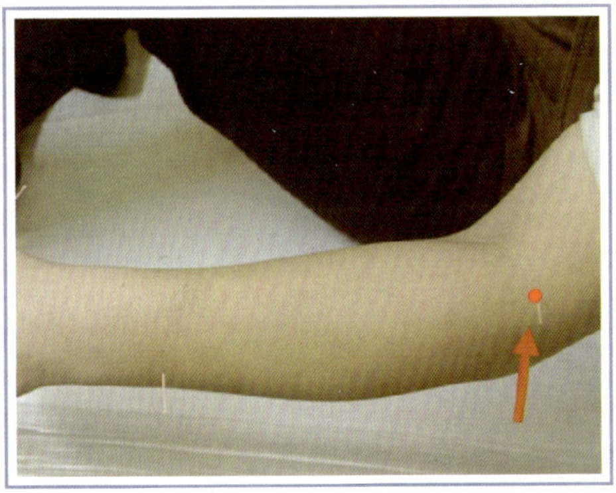

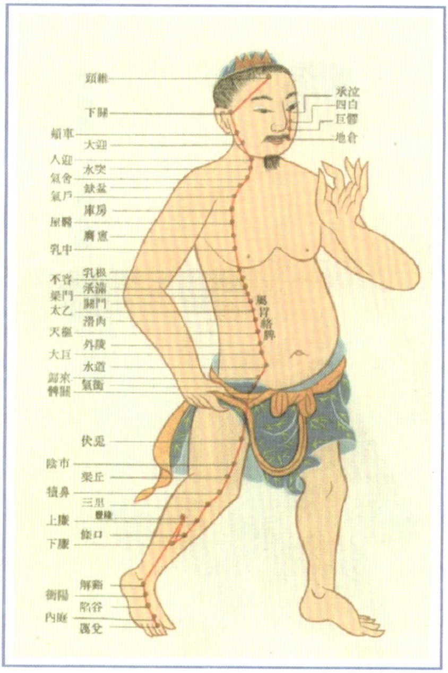

足阳明胃经

胃足阳明之脉：起于鼻，交頞中，旁约太阳之脉，下循鼻外，入上齿中，还出挟口，环唇，下交承浆，却循颐后下廉，出大迎，循颊车，上耳前，过客主人，循发际，至额颅。

其支者：从大迎前，下人迎，循喉咙，入缺盆，下膈，属胃，络脾。

其直者：从缺盆下乳内廉，下挟脐，入气街中。

其支者：起于胃下口，循腹里，下至气街中而合，以下髀关，抵伏兔，下入膝髌中，下循胫外廉，下足跗，入中指内间。

其支者：下膝三寸而别，以下入中指外间。

其支者：别跗上，入大指间，出其端。

四白

取穴：目正视，瞳孔直下，当眶下孔凹陷处。

主治：目赤肿痛，流泪，眼睑瞤动，口眼㖞斜。

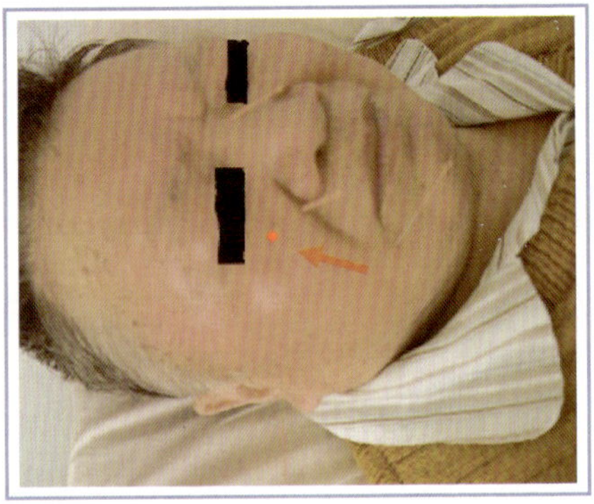

地仓

取穴：目正视，瞳孔直下，当口角外侧。

主治：口㖞，流涎，眼睑瞤动。

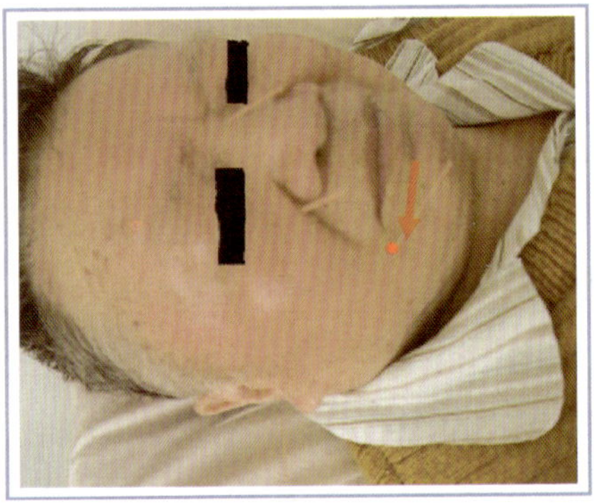

下关

取穴：闭口，在耳屏前一横指，颧弓下缘出现的凹陷处。

主治：耳聋耳鸣，齿痛，口噤，口眼㖞斜。

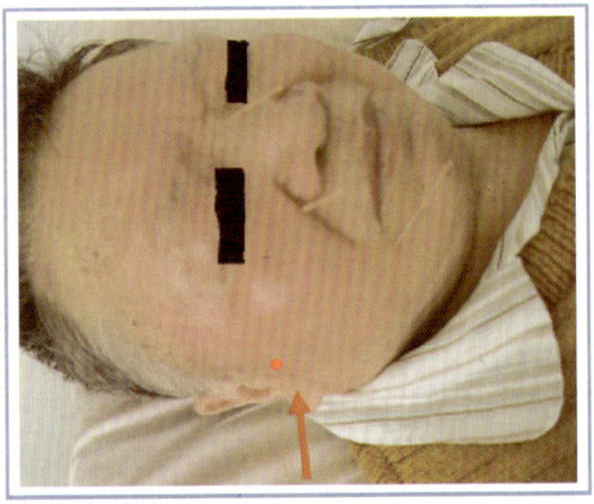

颊车

取穴：下颌角前上方约一横指处，咬牙时咬肌隆起最高点。

主治：口喎，牙痛，颊肿，口噤不语，失语。

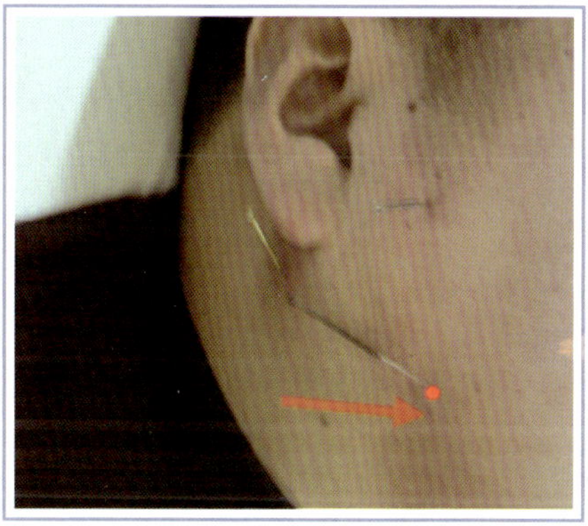

伏兔

取穴：在髂前上棘与髌骨外缘连线上，髌骨外上缘 6 寸。

主治：腰痛膝冷，下肢麻痹，脚气，疝气。

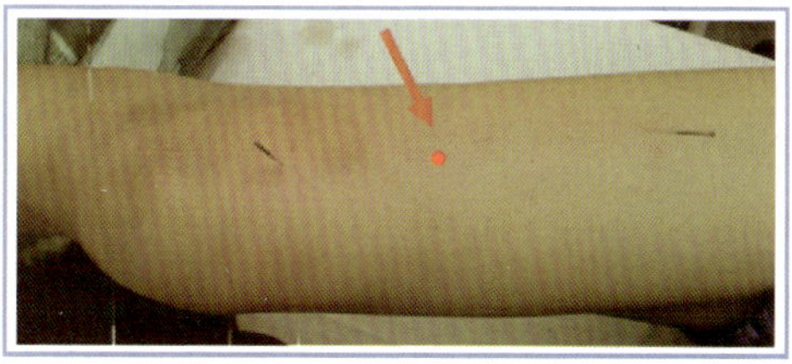

阴市

取穴：在髂前上棘与髌骨外缘连线上，髌骨外上缘 3 寸。

主治：腿膝痿痹，屈伸不利，腹胀，痿痹。

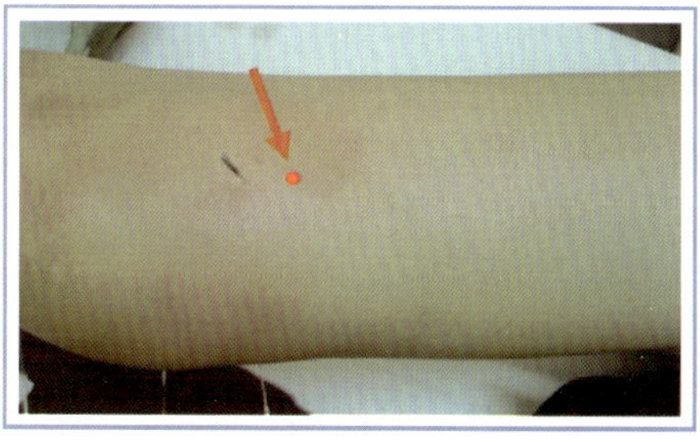

梁丘

取穴：在髂前上棘与髌骨外缘连线上，髌骨外上缘2寸。

主治：膝肿痛，下肢不遂，胃痛，乳痈。

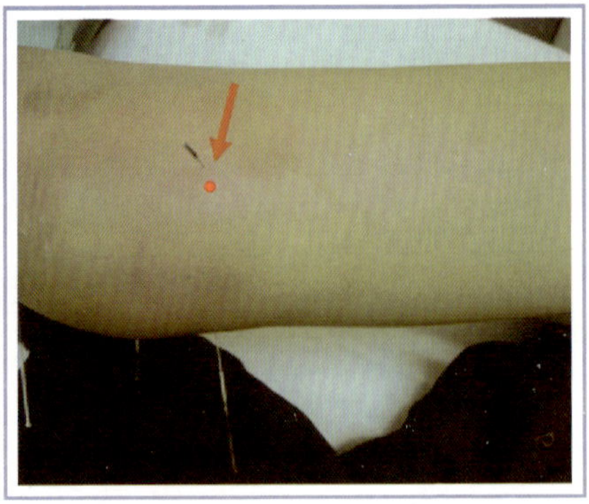

犊鼻

取穴：髌骨下缘，髌韧带外侧凹陷中。

主治：膝痛，下肢麻痹，屈伸不利，脚气。

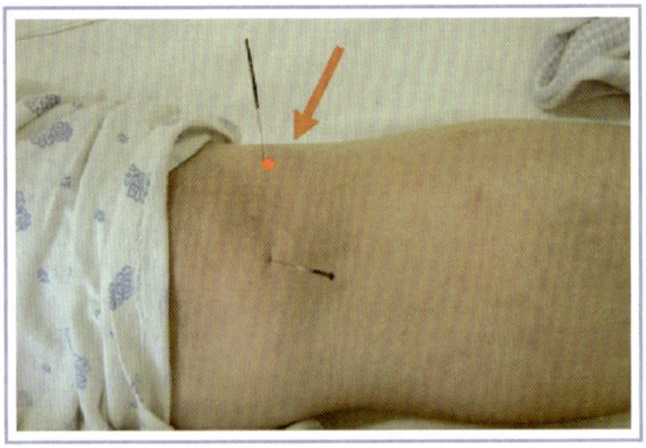

足三里

取穴：犊鼻下3寸，胫骨前缘外旁开一横指处。

主治：胃痛，呕吐，呃逆，泄泻，便秘，下肢痹痛，虚劳羸瘦。

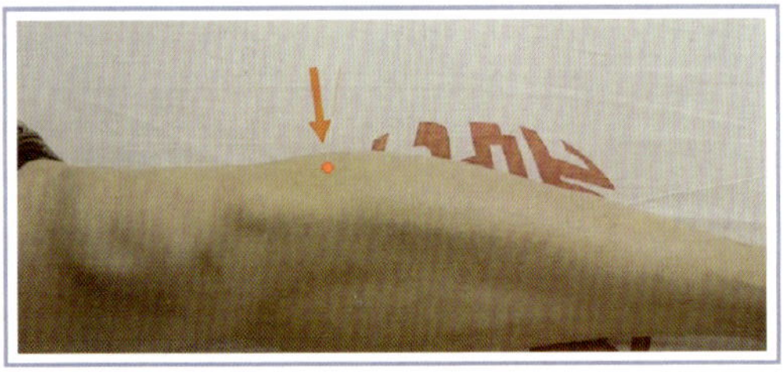

丰隆

取穴：外踝高点上8寸，足三里下5寸外1寸处。

主治：头晕头痛，痰多咳嗽，呕吐，便秘，水肿，下肢痿痹。

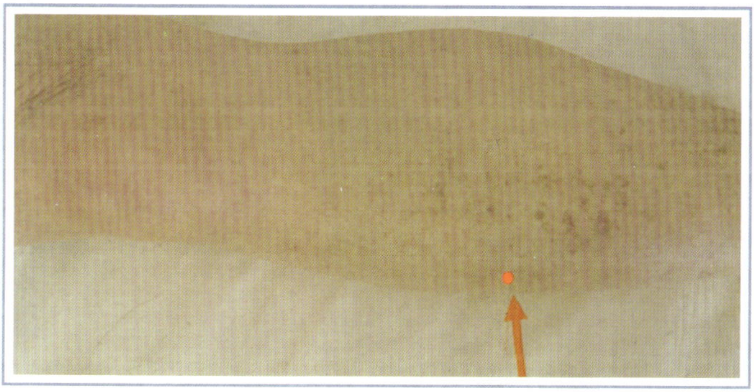

解溪

取穴：足背踝关节横纹的中央。

主治：头痛，眩晕，腹胀，下肢痿痹。

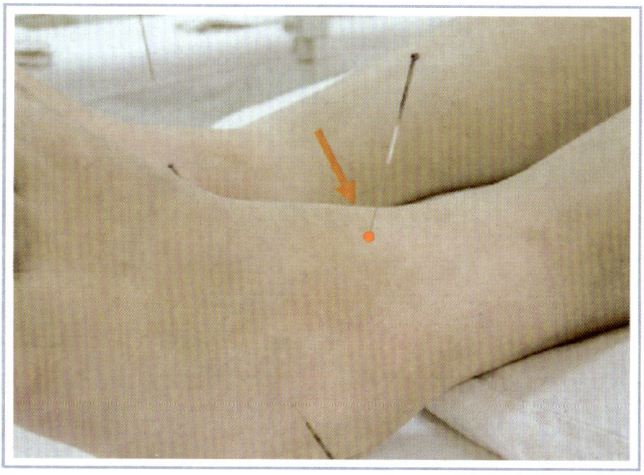

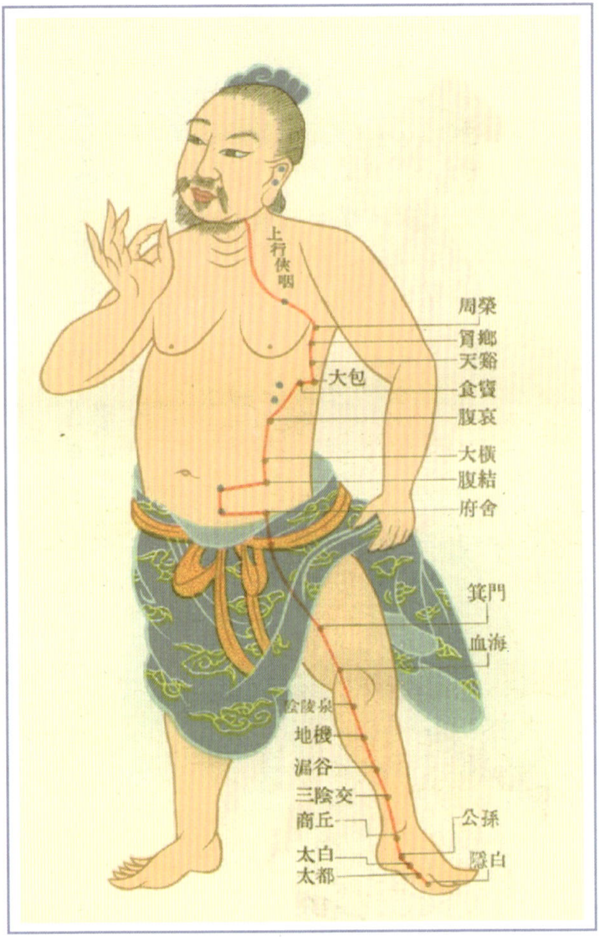

足太阴脾经

脾足太阴之脉：起于大指之端，循指内侧赤白肉际，过核骨后，上内踝前廉，上踹内，循胫骨后，交出厥阴之前，上循膝股内前廉，入腹，属脾，络胃，上膈，挟咽，连舌本，散舌下。

其支者：复从胃别，上膈，注心中。

脾之大络：名约大包，出渊腋下三寸，布胸胁。

三阴交

取穴：内踝尖上3寸，胫骨后缘。

主治：腹胀，泄泻，月经不调，遗精阳痿，遗尿，失眠，下肢痿痹，脚气。

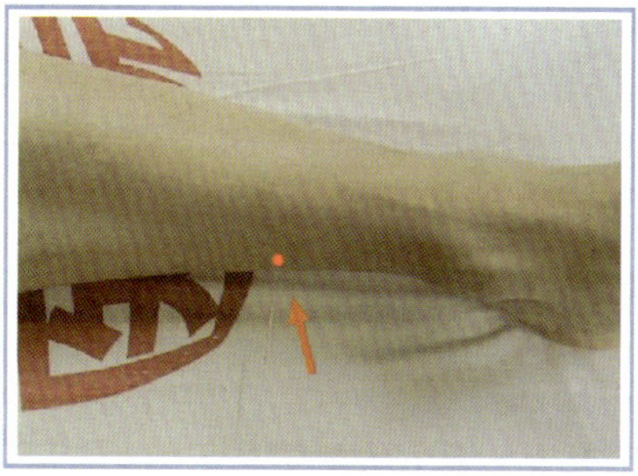

阴陵泉

取穴：胫骨内侧髁下缘凹陷中。

主治：腹胀，腹泻，水肿，小便不利或失禁，膝痛。

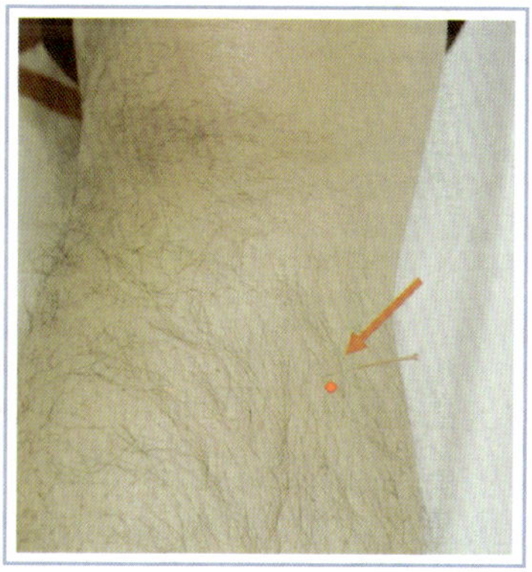

血海

取穴：屈膝，髌骨底内侧端上2寸，面对患者用对侧手掌按其膝部，拇指尖所指处。

主治：月经不调，崩漏，经闭，癃闭，丹毒。

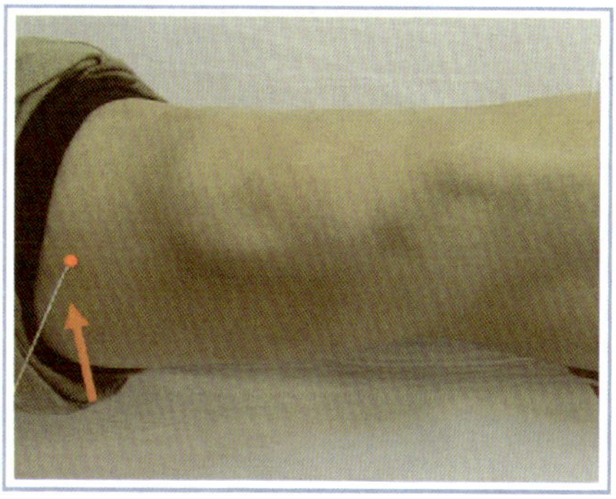

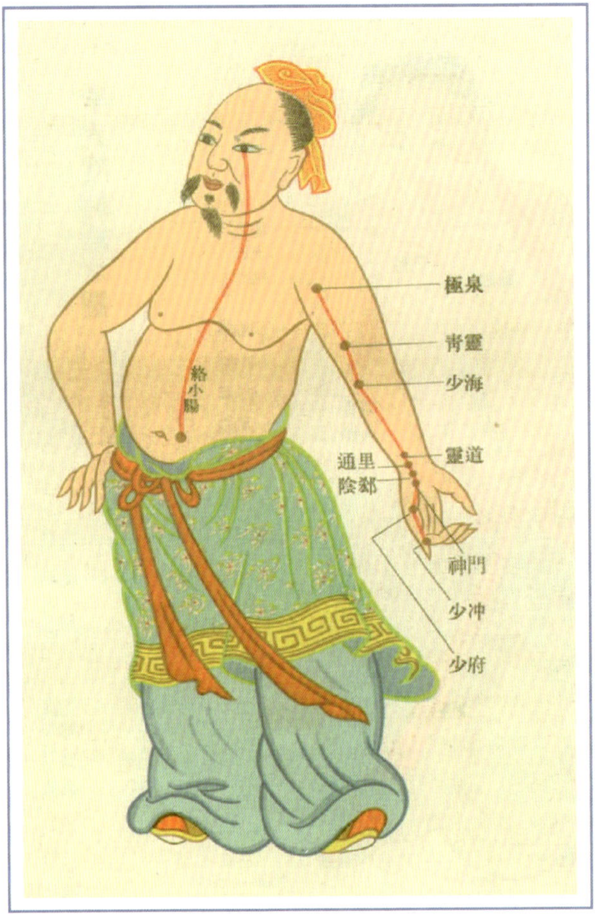

手少阴心经

心手少阴之脉：起于心中，出属心系，下膈，络小肠。

其支者：从心系，上挟咽，系目系。

其直者：复从心系，却上肺，下出腋下，下循臑内后廉，行少阴、心主之后，下肘内，循臂内后廉，抵掌后锐骨之端，入掌内后廉，循小指之内，出其端。

神门

取穴：腕掌侧横纹尺侧端，尺侧腕屈肌腱的桡侧凹陷处。

主治：胸胁痛，心烦，惊悸，怔忡，健忘，失眠，癫狂痫。

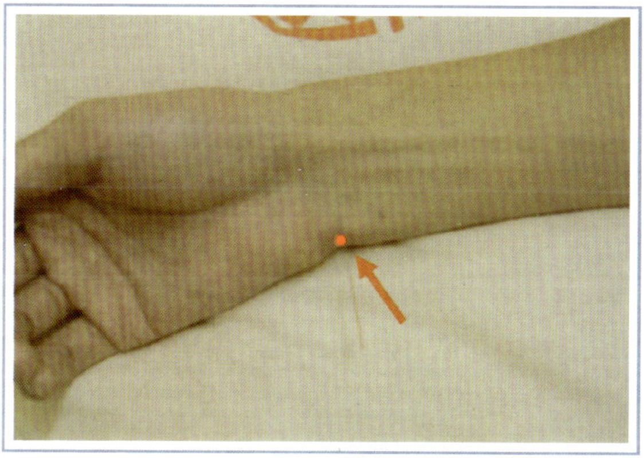

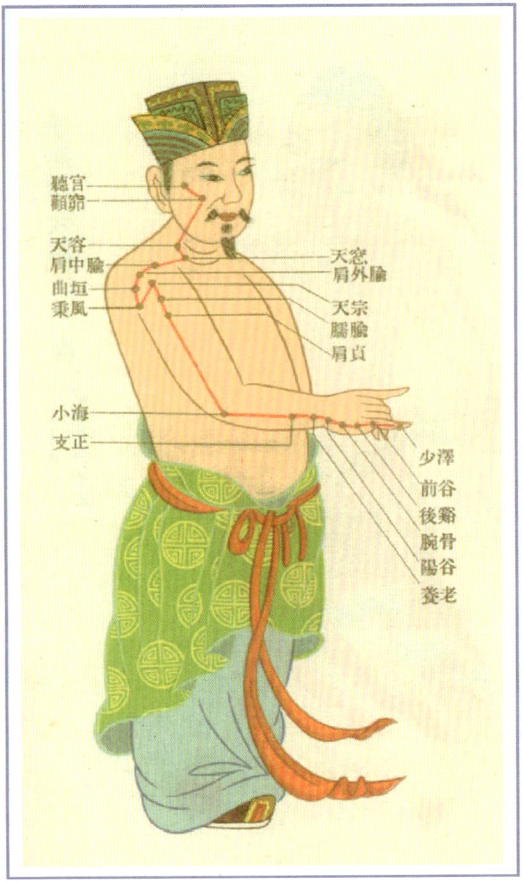

手太阳小肠经

小肠手太阳之脉：

起于小指之端，循手外侧上腕，出踝中，直上循臂骨下廉，出肘内侧两骨之间，上循臑外后廉，出肩解，绕肩胛，交肩上，入缺盆，络心，循咽下膈，抵胃，属小肠。

其支者：从缺盆循颈，上颊，至目锐眦，却入耳中。

其支者：别颊上䪼，抵鼻，至目内眦（斜络于颧）。

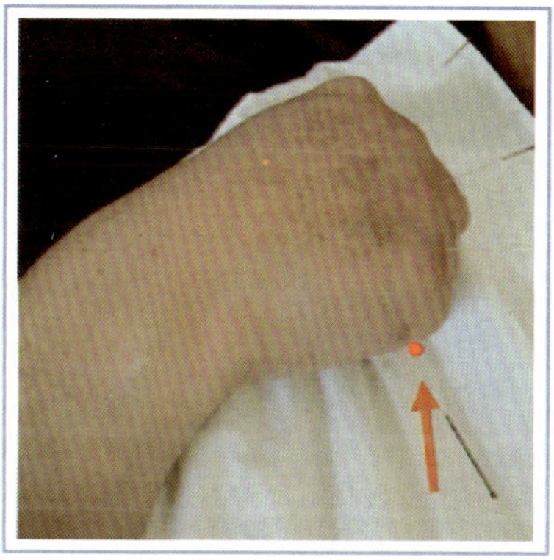

后溪

取穴：握拳，第五指掌关节后尺侧横纹头赤白肉际处。

主治：头项强痛，耳聋，咽痛，肩背痛，肘臂挛痛。

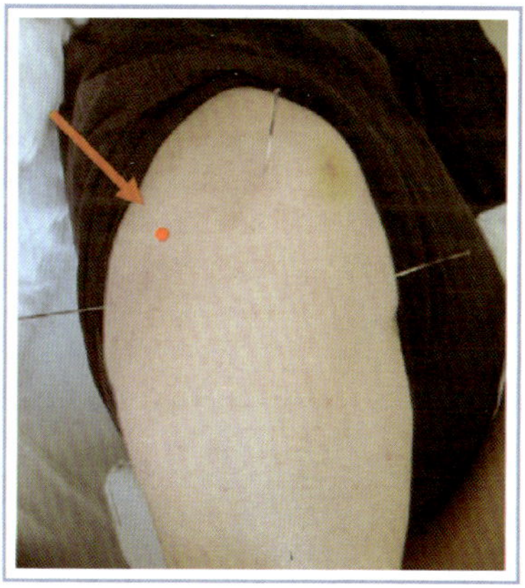

臑俞

取穴：腋后皱襞直上，肩胛骨下缘凹陷中。

主治：肩臂酸痛。

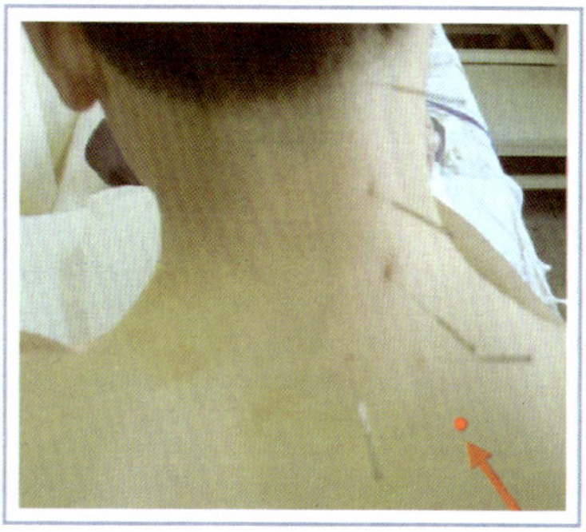

肩外俞

取穴：第一胸椎棘突下旁开3寸。

主治：肩背酸痛，项强。

肩中俞

取穴：第七颈椎棘突下旁开 2 寸。

主治：咳嗽，气喘，肩背酸痛，目视不明。

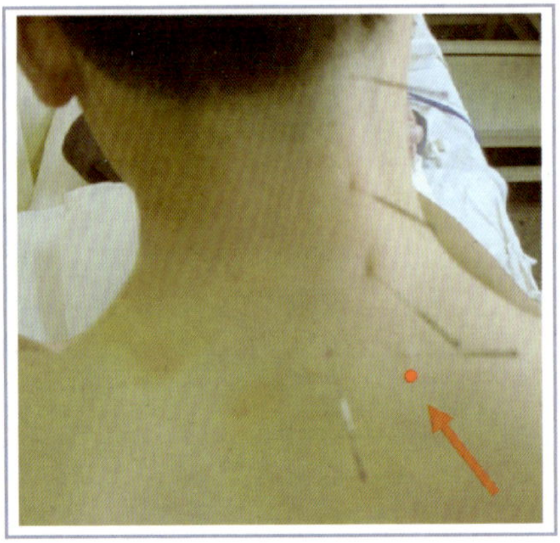

听宫

取穴：经耳屏前下颌骨髁状突的后缘，张口呈凹陷处。

主治：耳鸣，耳聋，齿痛。

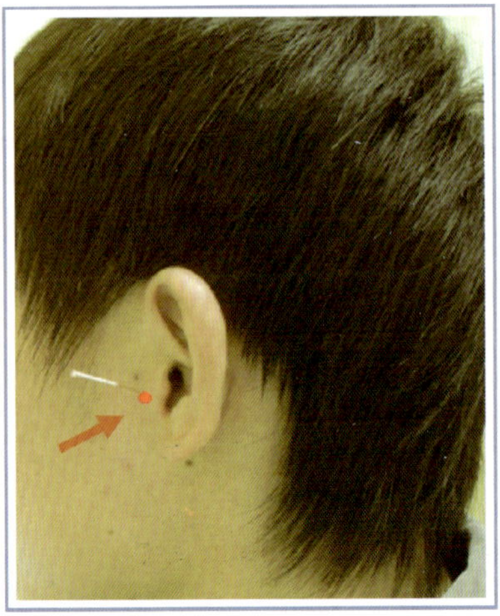

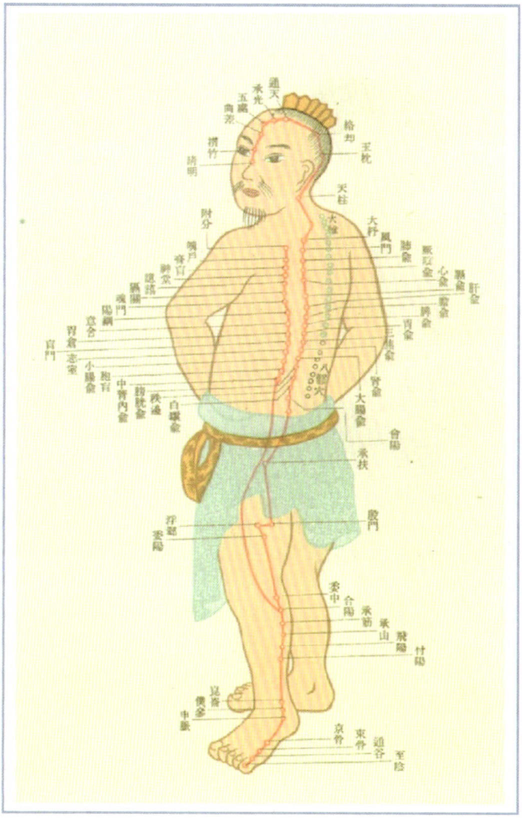

足太阳膀胱经

膀胱足太阳之脉：起于目内眦，上额，交巅。

其支者：从巅至耳上角。

其直者：从巅入络脑，还出别下项，循肩髆内，挟脊抵腰中，入循膂，络肾，属膀胱。

其支者：从腰中，下挟脊，贯臀，入腘中。

其支者：从髆内左右别下贯胛，挟脊内，过髀枢，循髀外后廉下合腘中，以下贯踹内，出外踝之后，循京骨至小指外侧。

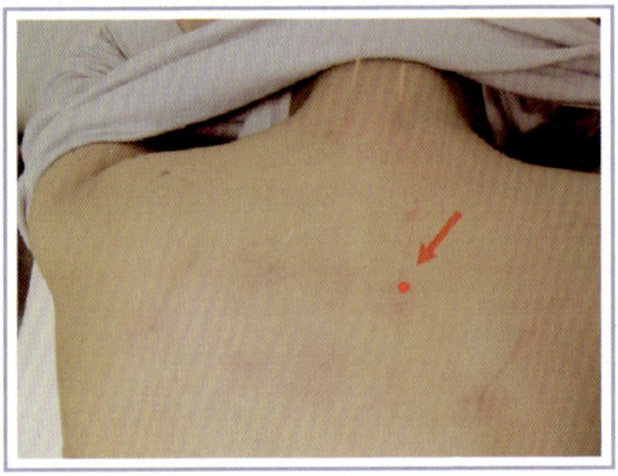

肺俞

取穴：第三胸椎棘突下，后正中线旁开1.5寸。

主治：咳嗽，气喘，鼻塞，肺痨。

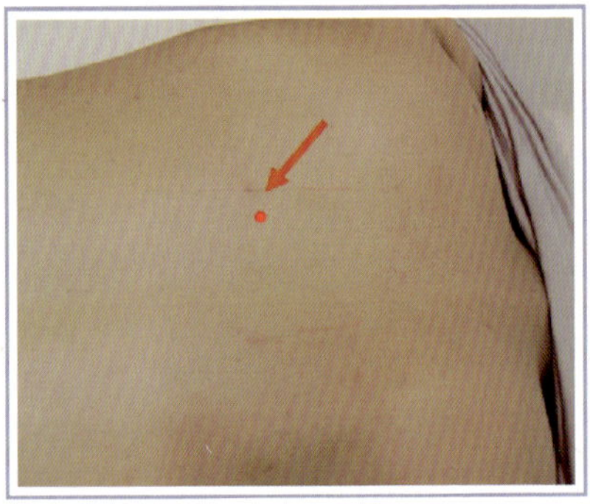

心俞

取穴：第五胸椎棘突下，后正中线旁开1.5寸。

主治：心悸，失眠，健忘，惊悸，咳嗽。

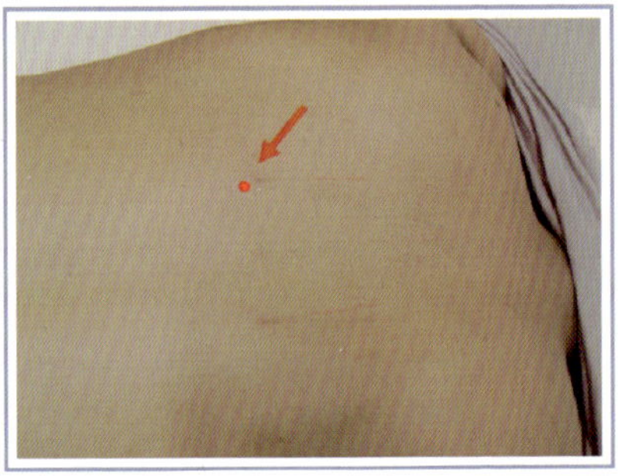

膈俞

取穴：第七胸椎棘突下，后正中线旁开1.5寸。

主治：呕吐，呃逆，气喘，咳嗽。

肝俞

取穴：第九胸椎棘突下，后正中线旁开 1.5 寸。

主治：胁痛，黄疸，目赤，痤疮，眩晕，背痛。

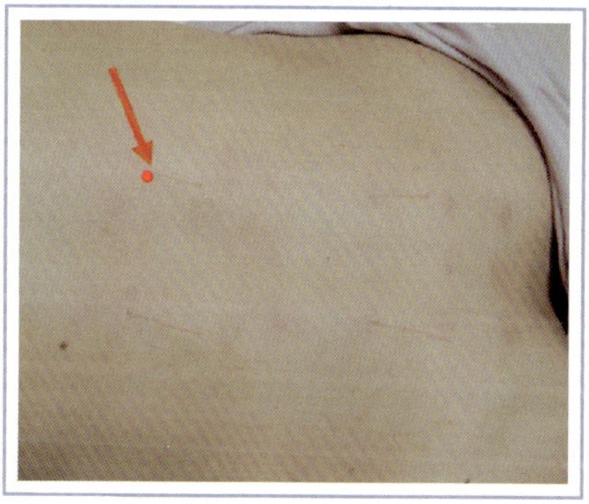

胆俞

取穴：第十胸椎棘突下，后正中线旁开 1.5 寸。

主治：黄疸，口苦，胁痛，肺痨。

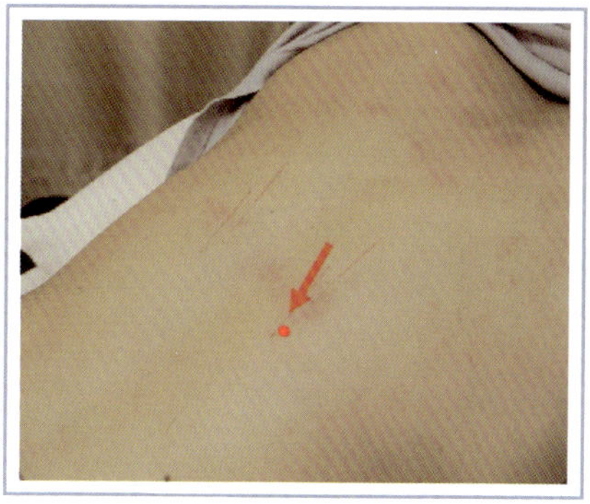

脾俞

取穴：第十一胸椎棘突下，后正中线旁开 1.5 寸。

主治：腹胀，呕吐，腹泻，背痛。

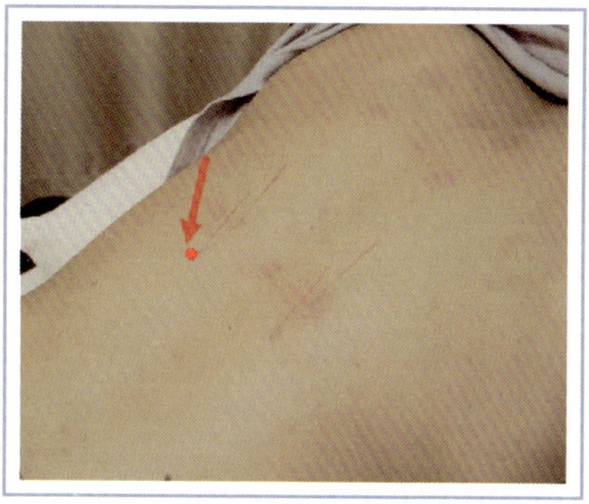

胃俞

取穴：第十二胸椎棘突下，后正中线旁开1.5寸。

主治：胃脘痛，胸腹痛，腹胀，腹泻。

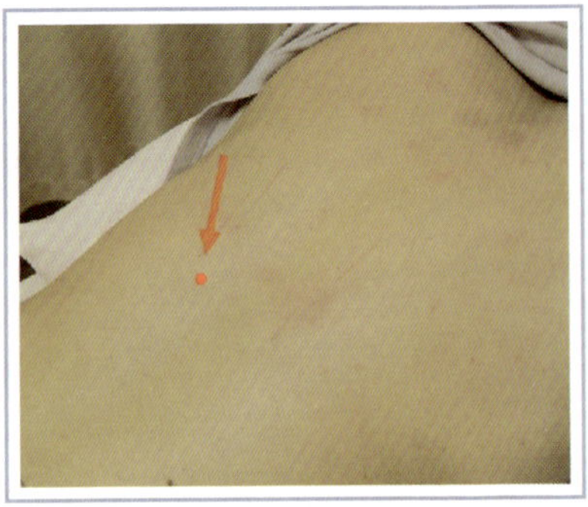

肾俞

取穴；第二腰椎棘突下，后正中线旁开1.5寸。

主治:遗精，遗尿，带下，阳痿，月经不调，耳鸣，耳聋，腰痛。

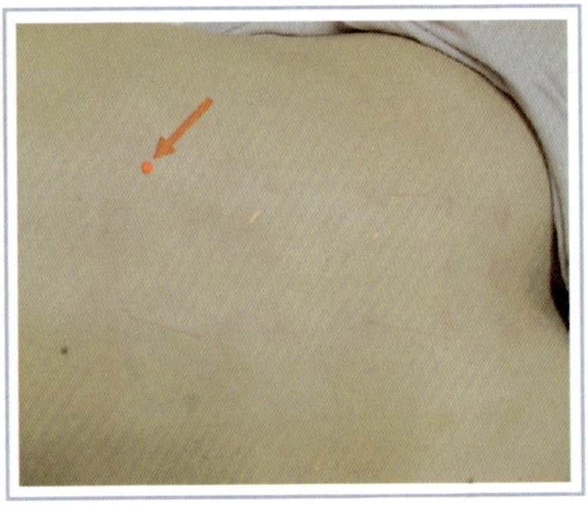

气海俞

取穴：第三腰椎棘突下，后正中线旁开1.5寸。

主治：腹胀，腹泻，腰痛，痛经。

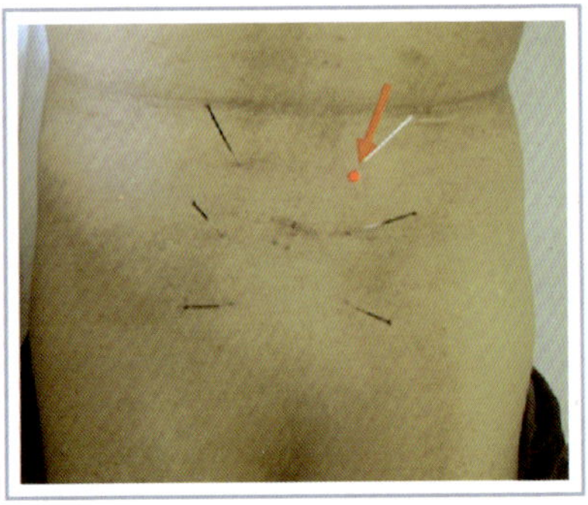

大肠俞

取穴：第四腰椎棘突下，后正中线旁开1.5寸。

主治：腹胀，腹泻，便秘，腰痛。

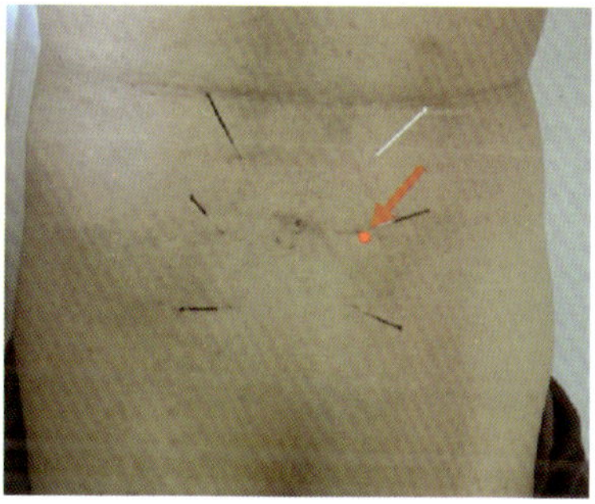

关元俞

取穴：第五腰椎棘突下，后正中线旁开1.5寸。

主治：腹胀，腹泻，腰痛，遗尿，小便频数。

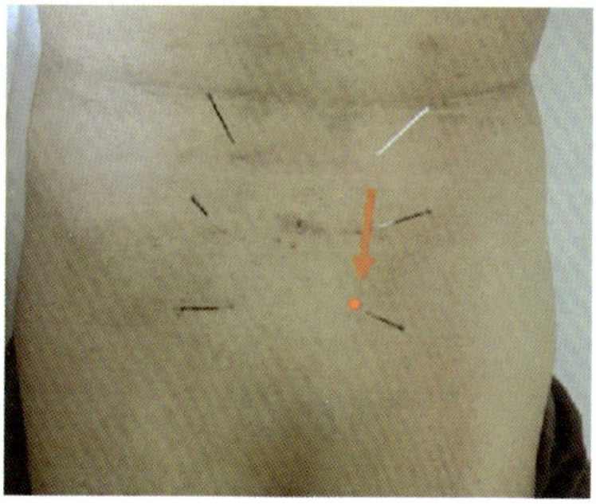

小肠俞

取穴：平第一骶后孔，旁开1.5寸。

主治：腰腿痛，骶髂关节炎，腹痛，遗尿，遗精，痔疾。

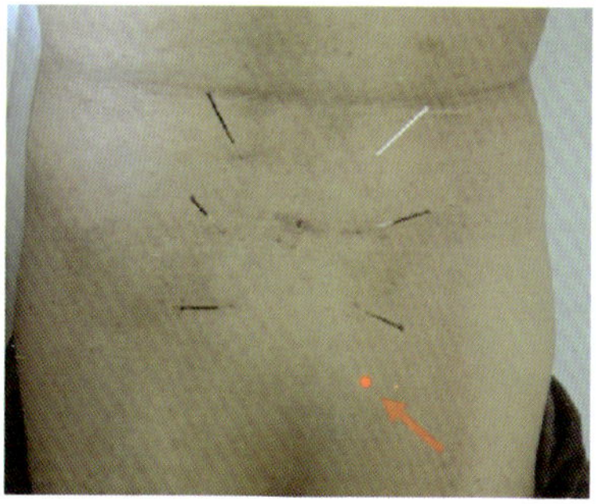

膀胱俞

取穴：平第二骶后孔。旁开1.5寸。

主治：小便不利，遗尿，泄泻，便秘，腰脊强痛。

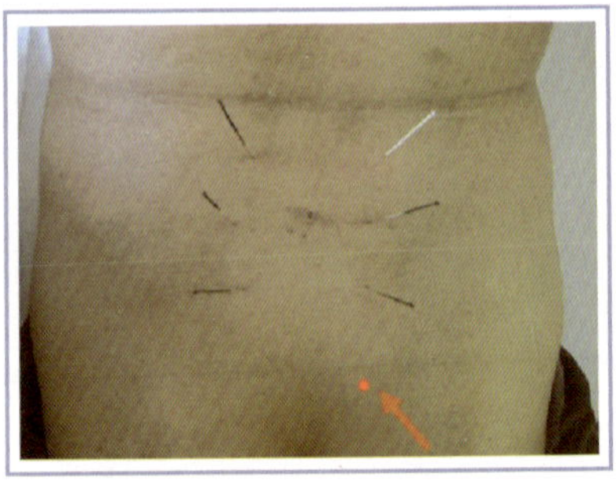

委中

取穴：腘横纹中央。

主治：腰痛，下肢痿痹，腹痛，吐泻，小便不利，遗尿，丹毒。

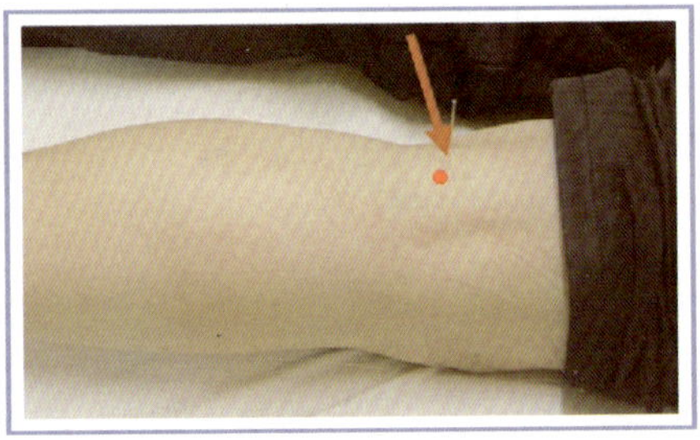

承山

取穴：腓肠肌两肌腹之间凹陷的顶端。

主治：痔疮，脚气，便秘，腰腿拘急，腰痛。

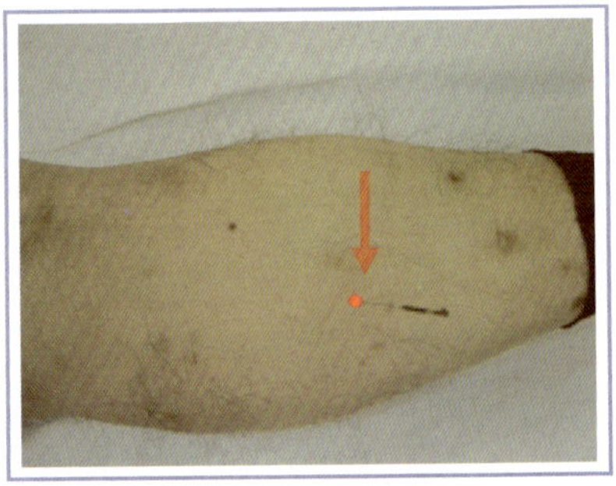

秩边

取穴：第四骶椎棘突下，后正中线旁开3寸。

主治：便秘，小便不利，腰骶痛，下肢痿痹。

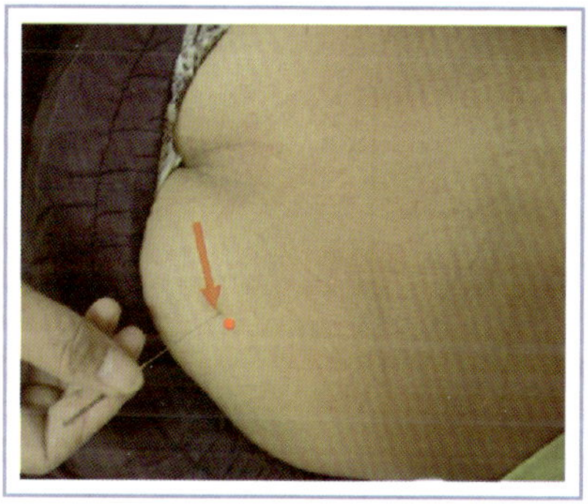

至阴

取穴：足小趾外侧趾甲角旁0.1寸。

主治：头痛，目痛，鼻衄，胎位不正（灸），难产。

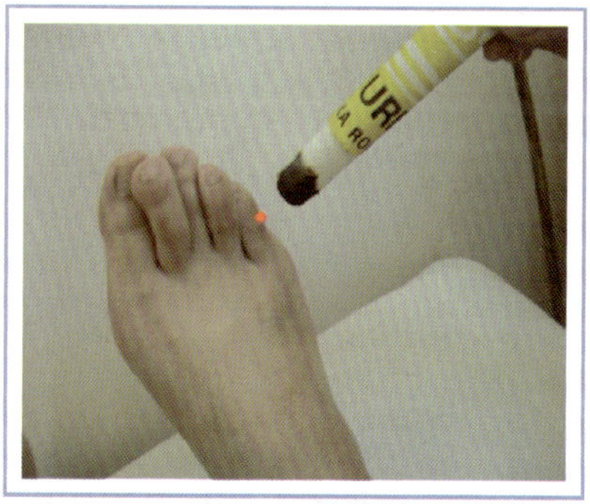

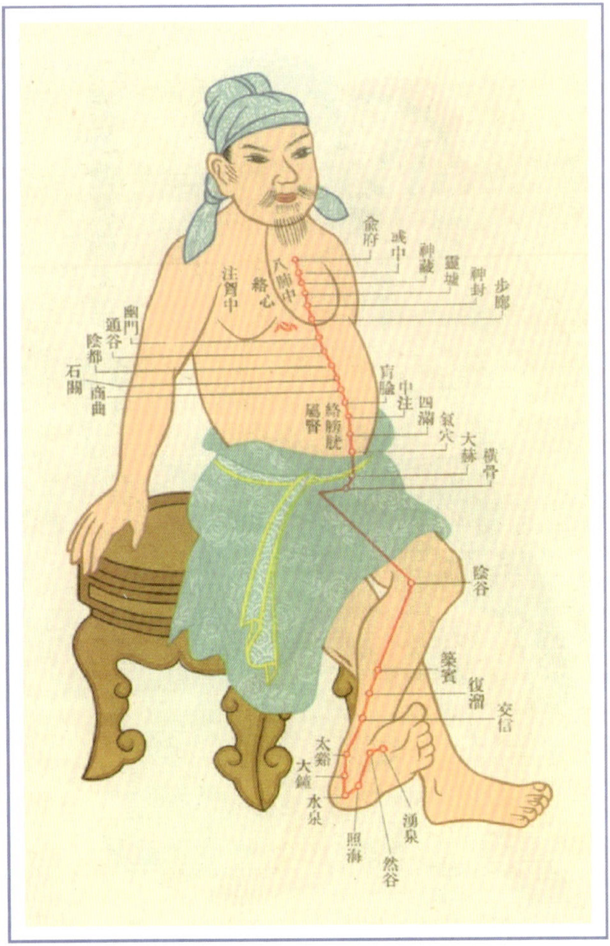

足少阴肾经

肾足少阴之脉：起于小指之下，邪走足心，出于然骨之下，循内踝之后，别入跟中，以上踹内，出腘内廉，上股内后廉，贯脊属肾，络膀胱。

其直者：从肾上贯肝膈，入肺中，循喉咙，挟舌本。

其支者：从肺出，络心，注胸中。

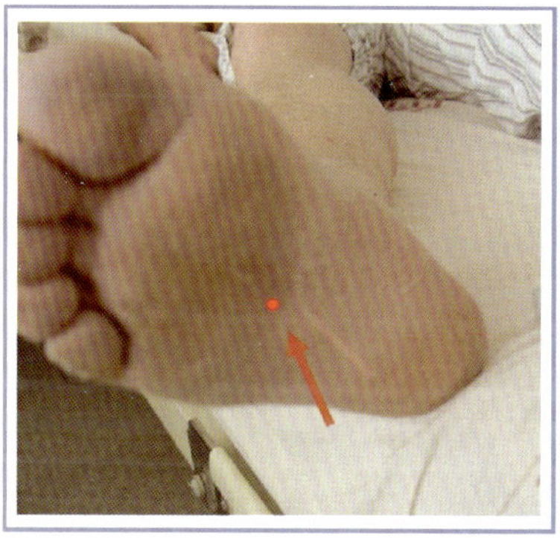

涌泉

取穴：足底前1/3，足趾跖屈时呈凹陷。

主治：头晕，失眠，目眩，失语，癫痫症。

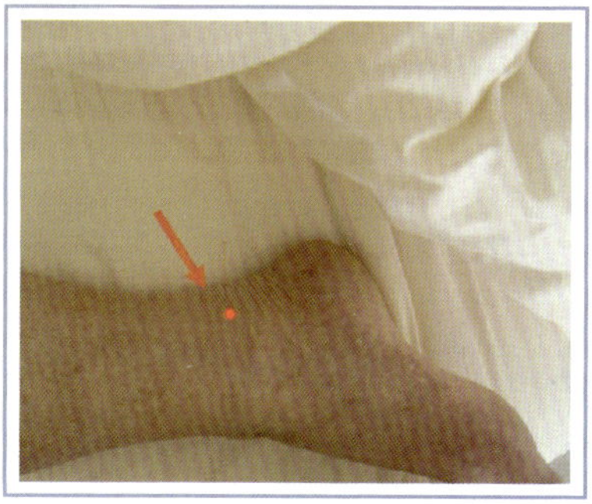

太溪

取穴：内踝高点与跟腱之间凹陷中。

主治：月经不调，遗精，阳痿，小便频数，咽痛，失眠，腰痛。

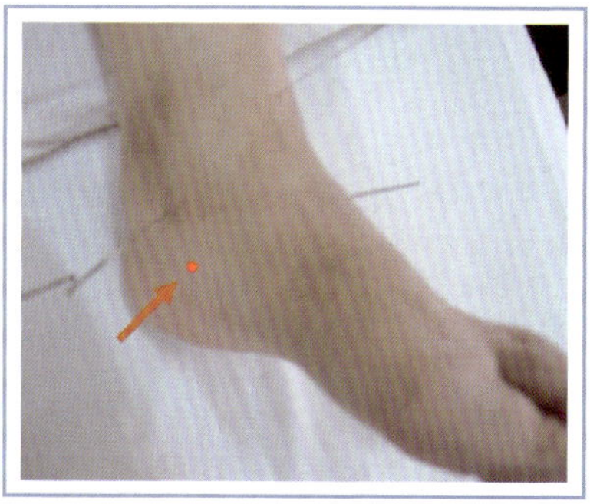

照海

取穴：内踝下缘凹陷中。

主治：月经不调，小便不利。

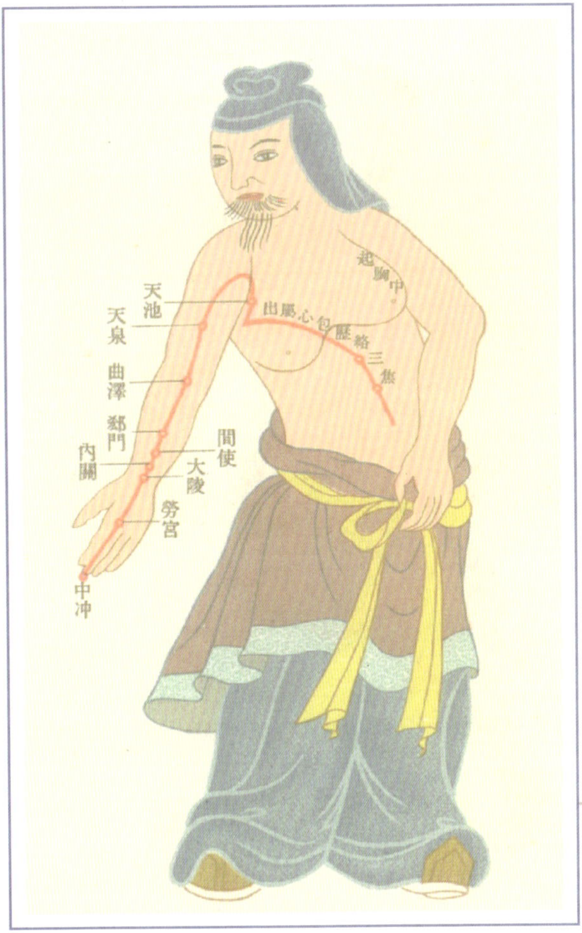

手厥阴心包经

心手厥阴心包络之脉：起于胸中，出属心包，下膈，历络三焦。

其支者：循胸出胁，下腋三寸，上抵腋下，循臑内，行太阴、少阴之间，入肘中，下臂，行两筋之间，入掌中，循中指，出其端。

其支者：别掌中，循小指次指出其端。

内关

取穴：腕横纹上 2 寸，掌长肌腱与桡侧腕屈肌腱之间。

主治：心悸，胸痛，呕吐，偏瘫，上肢痹痛，失眠。

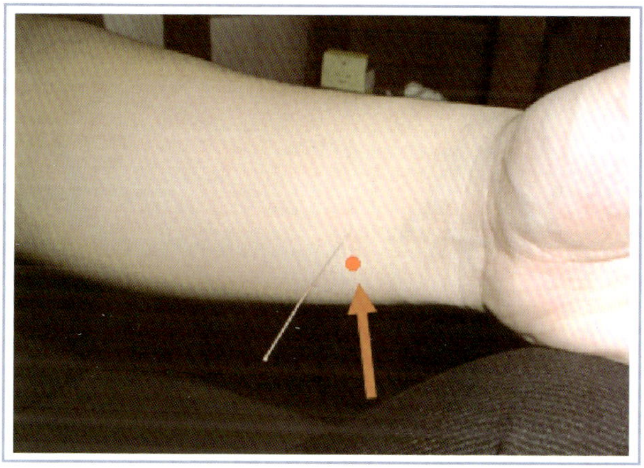

劳宫

取穴：握拳，中指尖所指处。

主治：心痛，呕吐，口疮，口臭。

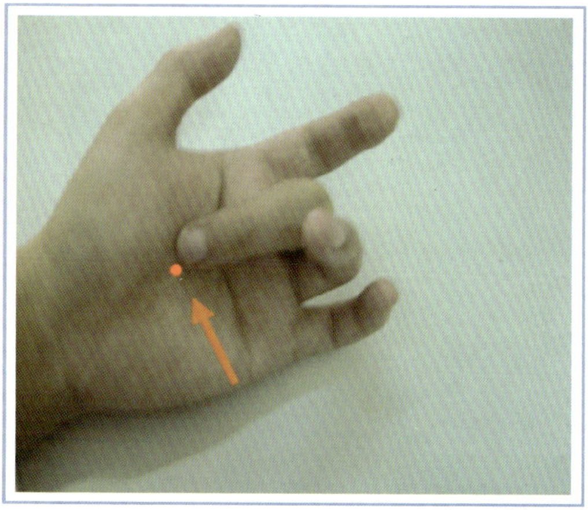

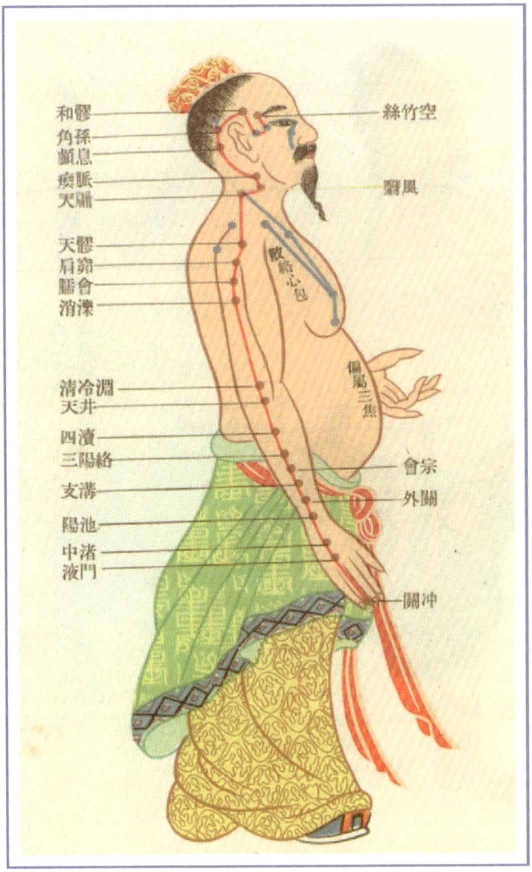

手少阳三焦经

三焦手少阳之脉：起于小指次指之端，上出两指之间，循手表腕，出臂外两骨之间，上贯肘，循臑外上肩，而交出足少阳之后，入缺盆，布膻中，散络心包，下膈，遍属三焦。

其支者：从腹中，上出缺盆，上项，系耳后，直上出耳上角，以屈下颊至䪼。

其支者：从耳后入耳中，出走耳前，过客主人，前交颊，至目锐眦。

阳池

取穴：腕背横纹中，指总伸肌腱尺侧凹陷中。
主治：目赤肿痛，耳聋，咽痛，腕管综合征。

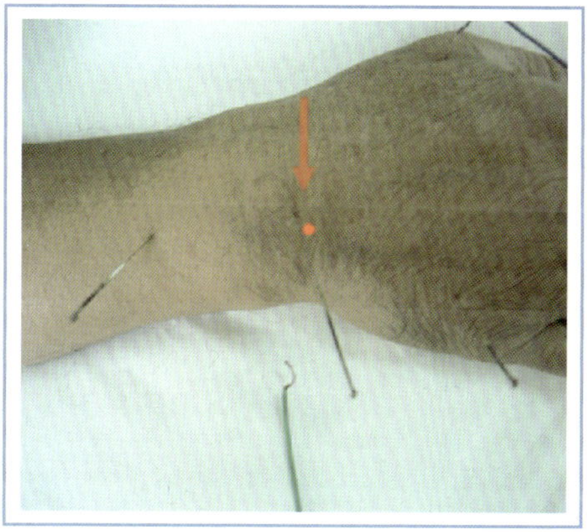

外关

取穴：腕背横纹上2寸，桡骨与尺骨之间。
主治：头痛，发热，耳鸣，胁痛，上肢痹痛。

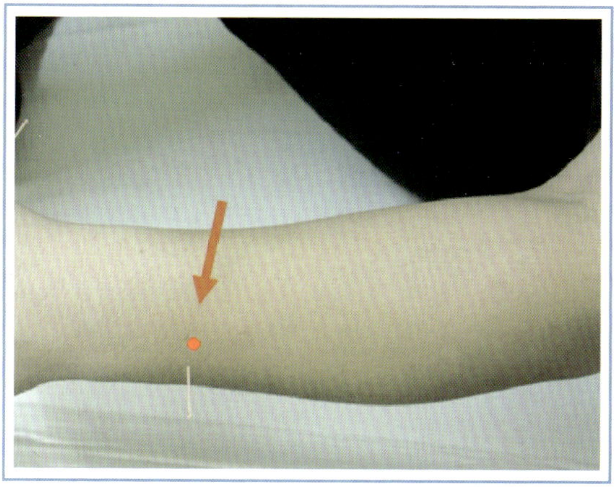

支沟

取穴：腕背横纹上3寸，桡骨与尺骨之间。

主治：耳鸣，耳聋，失音，胁肋痛，发热。

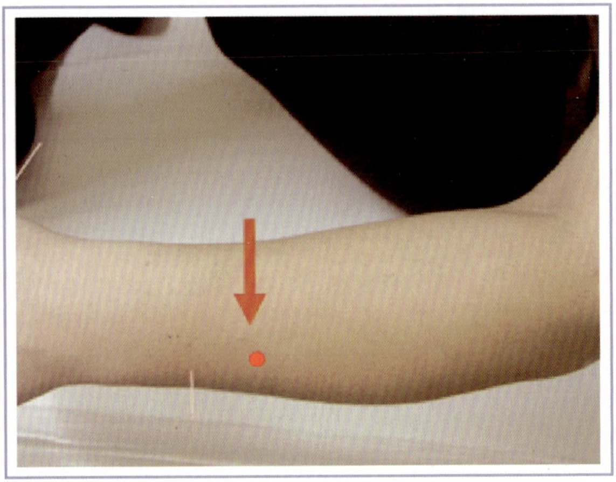

翳风

取穴：乳突前下方，耳垂后下缘的凹陷中。

主治：耳鸣，耳聋，口眼㖞斜，牙关紧闭，齿痛颊肿。

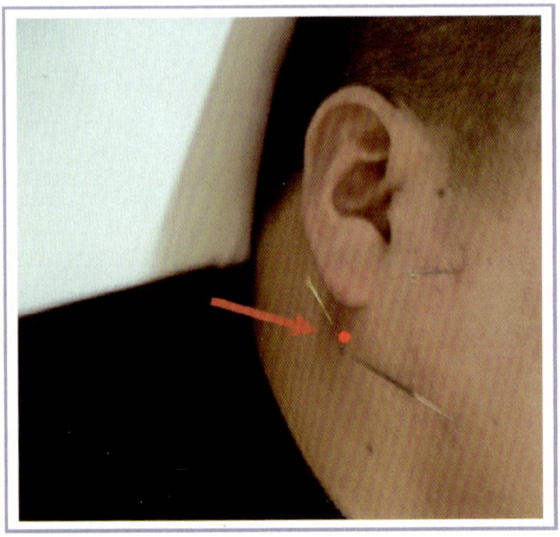

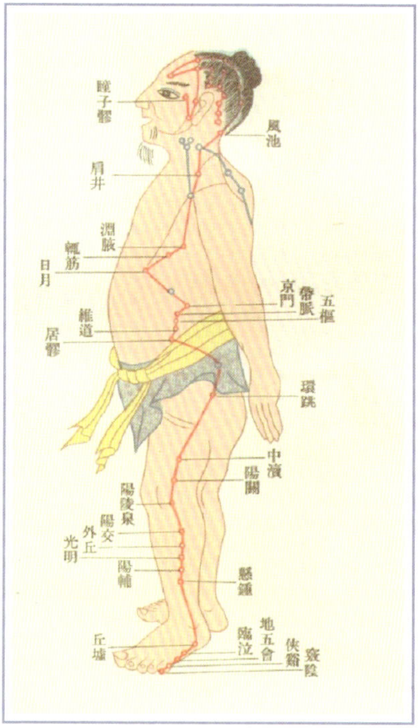

足少阳胆经

胆足少阳之脉：起于目锐眦，上抵头角，下耳后，循颈，行手少阳之前，至肩上，却交出手少阳之后，入缺盆。

其支者：从耳后入耳中，出走耳前，至目锐眦后。

其支者：别锐眦，下大迎，合于手少阳，抵于䪼，下加颊车，下颈，合缺盆。以下胸中，贯膈，络肝、属胆，循胁里，出气街，绕毛际，横入髀厌中。

其直者：从缺盆下腋，循胸，过季胁，下合髀厌中。以下髀阳，出膝外廉，下外辅骨之前，直下抵绝骨之端，下出外踝之前，循足跗上，入小指次指之间。

其支者：别跗上，入大指之间，循大指歧骨内，出其端；还贯爪甲，出三毛。

上关

取穴：下关穴直上，当颧弓上缘。

主治：偏头痛，耳鸣，耳聋，口眼㖞斜，齿痛。

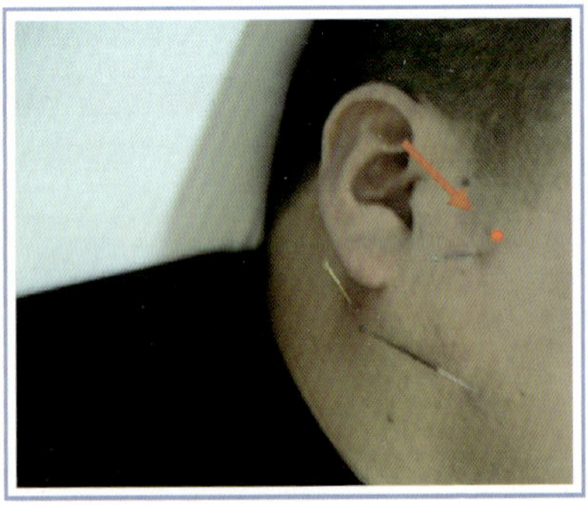

阳白

取穴：目正视瞳孔直上，眉上1寸。

主治：头痛，目痛，视物不清，眼睑瞤动。

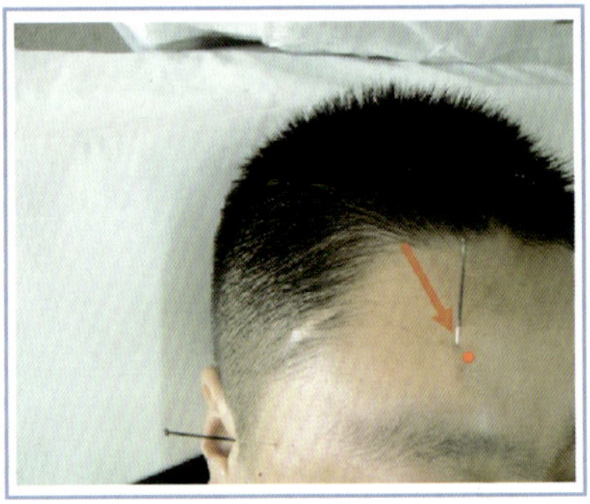

风池

取穴：胸锁乳突肌与斜方肌之间的凹陷中，平风府穴。

主治：头痛，目眩，鼻渊，耳鸣，颈项强痛，口㖞。

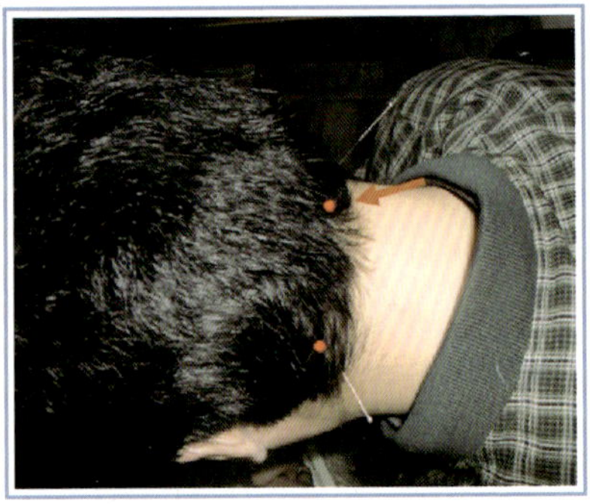

环跳

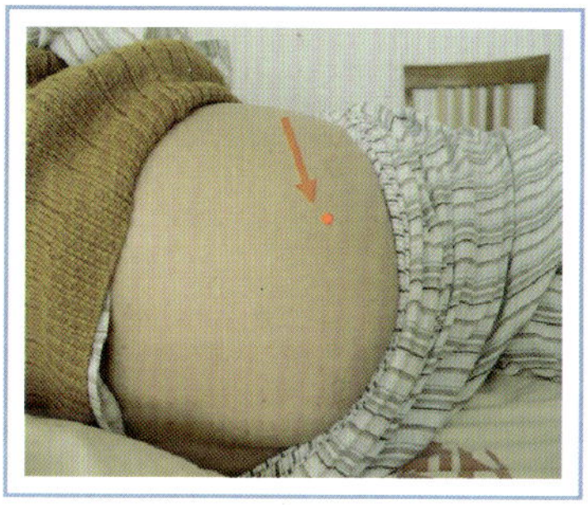

取穴：侧卧屈股，在股骨大转子高点与骶管裂孔连线的外 1/3 与内 2/3 交点处。

主治：下肢痿痹，腰痛。

风市

取穴：大腿外侧正中，当腘横纹上 7 寸，患者手贴于腿外，中指尖处。

主治：下肢痿痹，脚气。

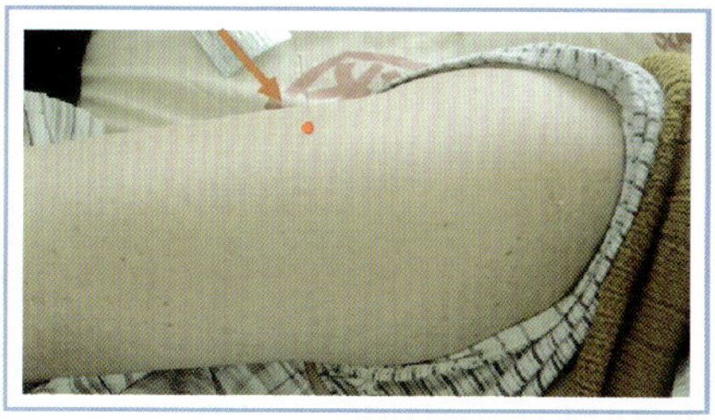

膝阳关

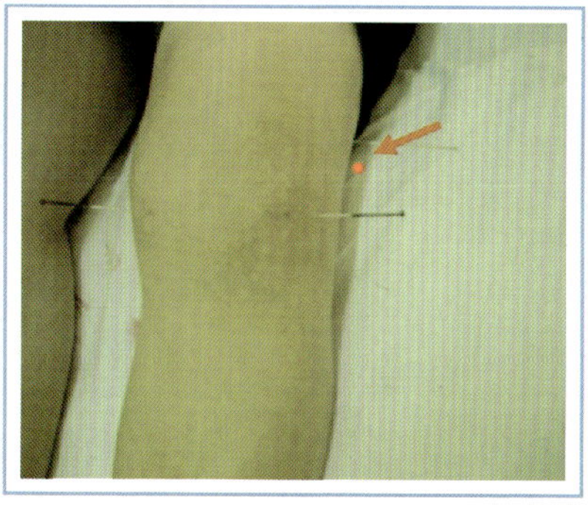

取穴：阳陵泉穴上 3 寸，股骨外上髁上方的凹陷中。

主治：膝腘肿痛，小腿麻木。

阳陵泉

取穴：腓骨小头前下方凹陷中。

主治：胁痛，口苦，呕吐，下肢痿痹，脚气。

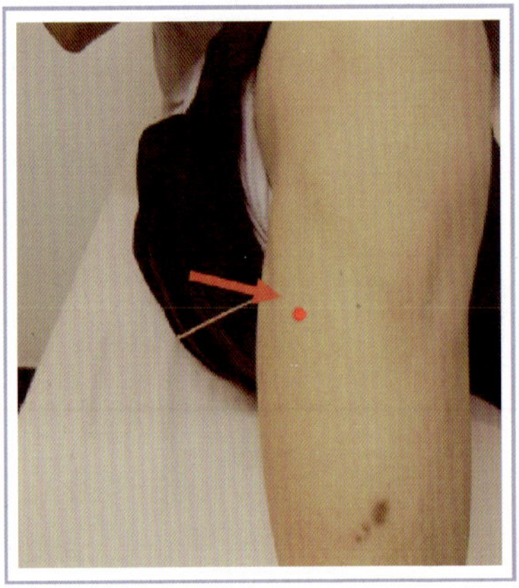

悬钟（绝骨）

取穴：外踝高点上3寸，腓骨后缘。

主治：项强，胸胁痛，下肢痿痹，咽痛，脚气。

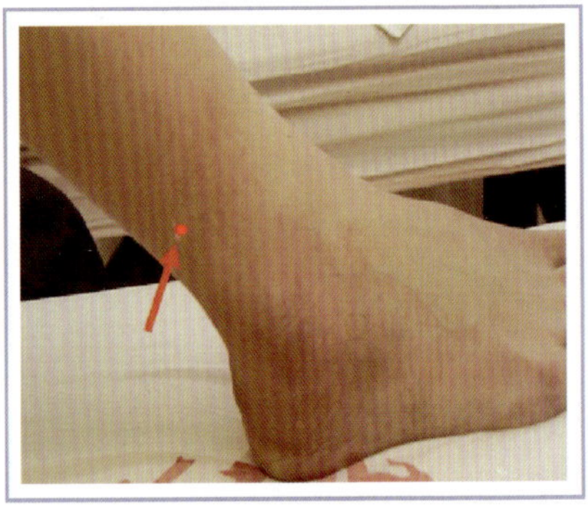

足窍阴

取穴：第四趾外侧，趾甲旁0.1寸。

主治：头痛，目赤，耳聋，咽痛，失眠，呃逆，月经不调。

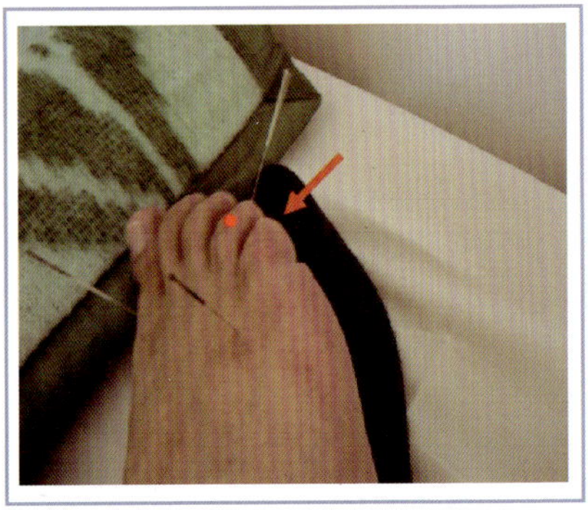

足厥阴肝经

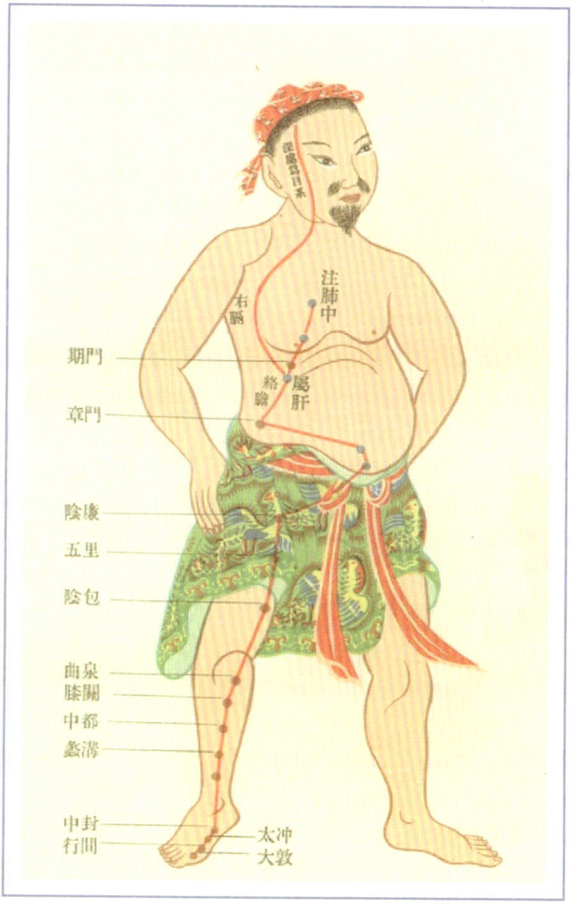

肝足厥阴之脉：起于大指丛毛之际，上循足跗上廉，去内踝一寸，上踝八寸，交出太阴之后，上腘内廉，循股阴，入毛中，环阴器，抵小腹，挟胃，属肝，络胆，上贯膈，布胁肋，循喉咙之后，上入颃颡，连目系，上出额，与督脉会于巅。

其支者：从目系下颊里，环唇内。

其支者：复从肝别，贯膈，上注肺。

太冲

取穴：足背第一、二跖骨结合部前凹陷处。

主治：头痛，眩晕，目赤肿痛，胁痛，遗尿，月经不调，下肢痿痹。

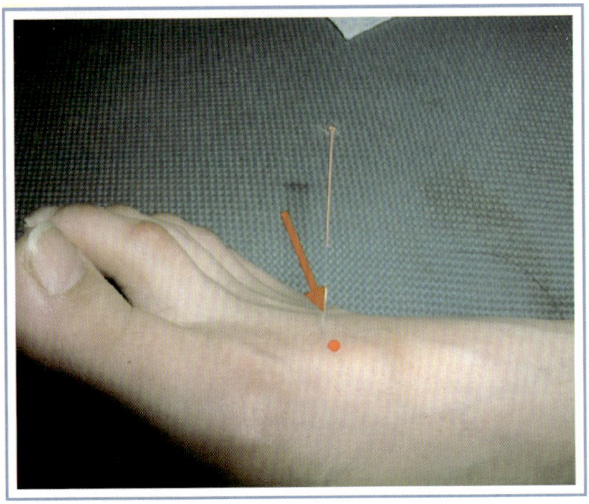

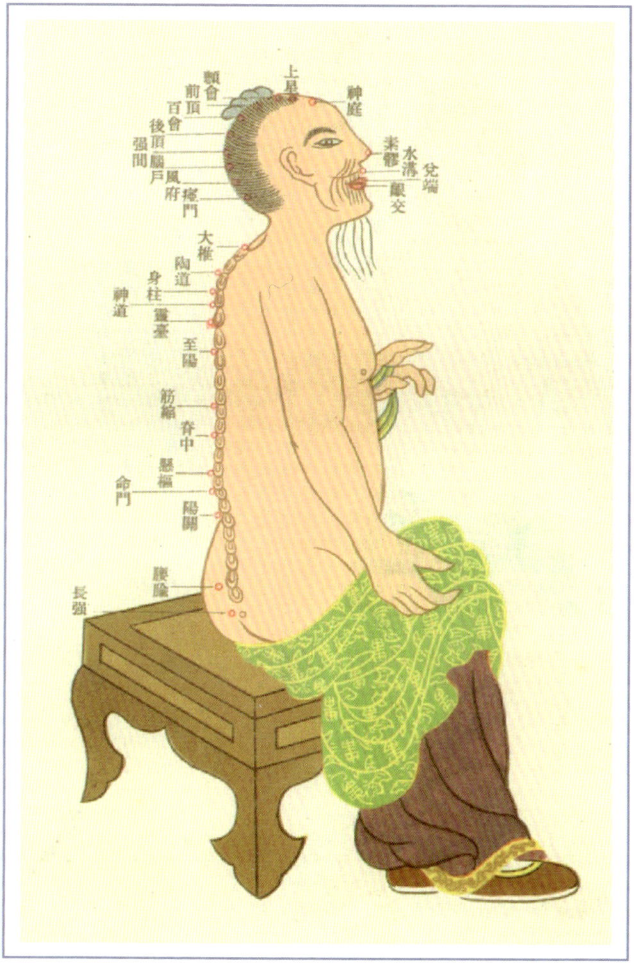

督脉

起于小腹内，下出于会阴部，向后行于脊柱的内部，上达项后风府，进入脑内，上行巅顶，沿前额下行鼻柱。

腰阳关

取穴：第四腰椎棘突下。

主治：月经不调，遗精，阳痿，腰骶痛，下肢痿痹。

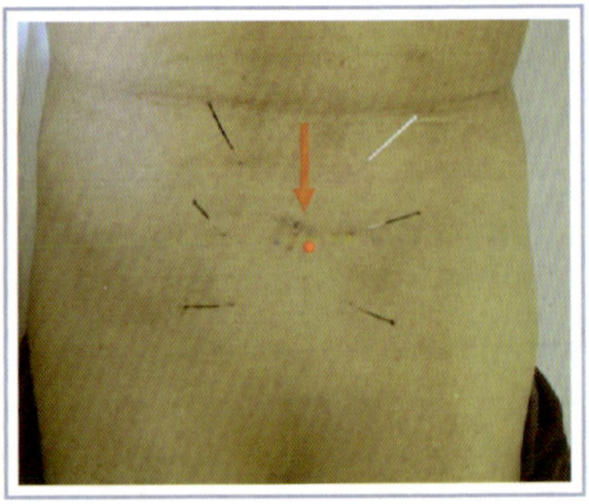

命门

取穴：第二腰椎棘突下。

主治：月经不调，遗精，阳痿，泄泻。

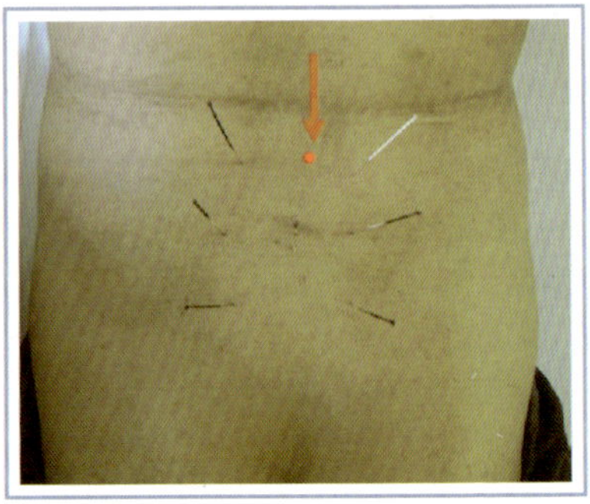

身柱

取穴：第三胸椎棘突下。

主治：哮喘，背强痛，身体羸瘦。

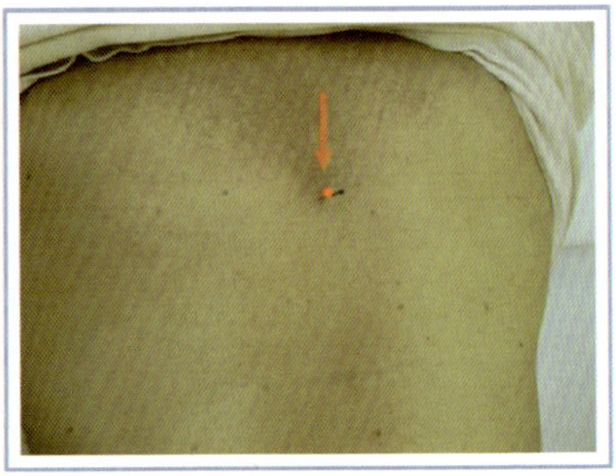

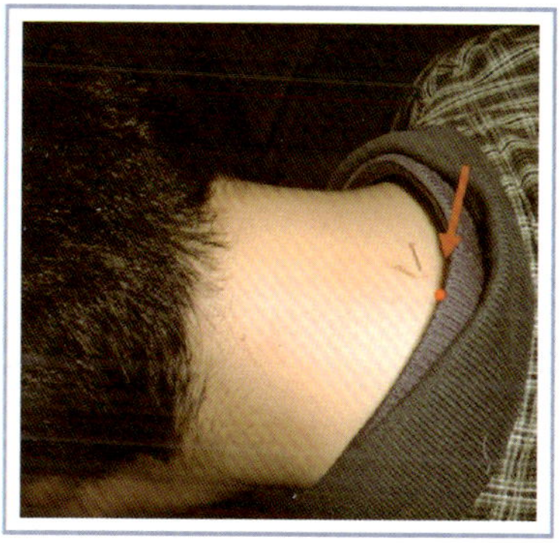

大椎

取穴：第七颈椎棘突下。

主治：发热，咳喘，头痛项强，风疹。

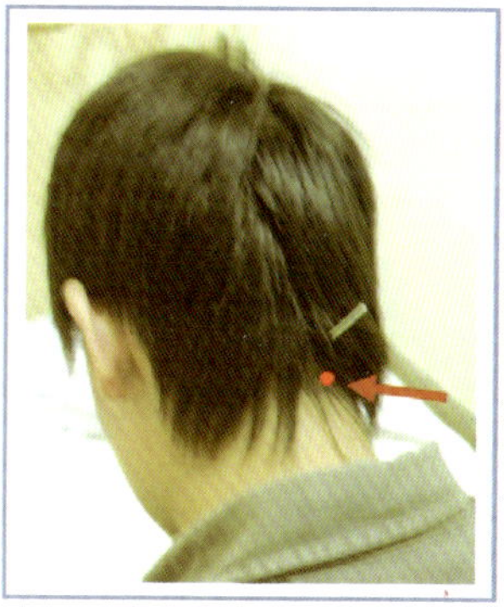

哑门

取穴：后发际正中直上0.5寸。

主治：暴喑，舌强不语，头痛项强。

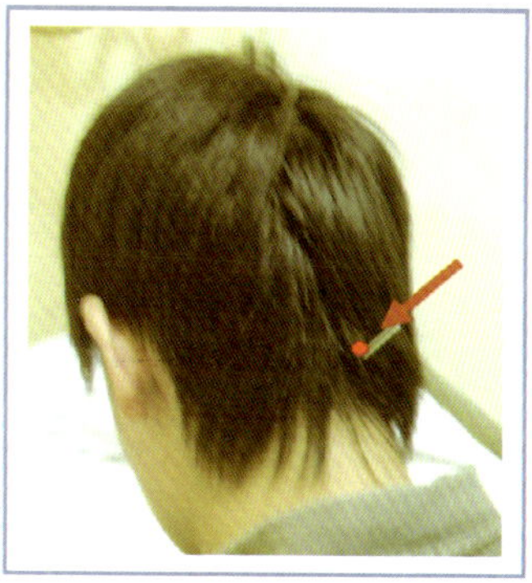

风府

取穴：后发际正中直上1寸。

主治：头痛，项强，眩晕，咽痛，失音，中风。

百会

取穴：后发际正中直上7寸。

主治：头痛，眩晕，中风失语，脱水，不寐。

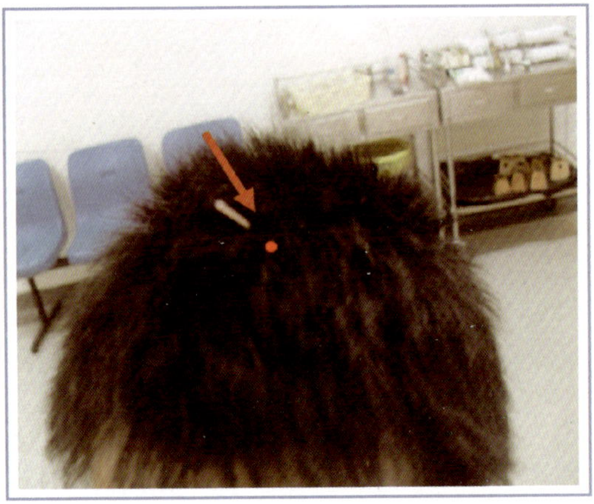

人中

取穴：在人中沟上1/3与中1/3交界处。

主治：癫狂，口眼㖞斜，腰背强痛，昏迷。

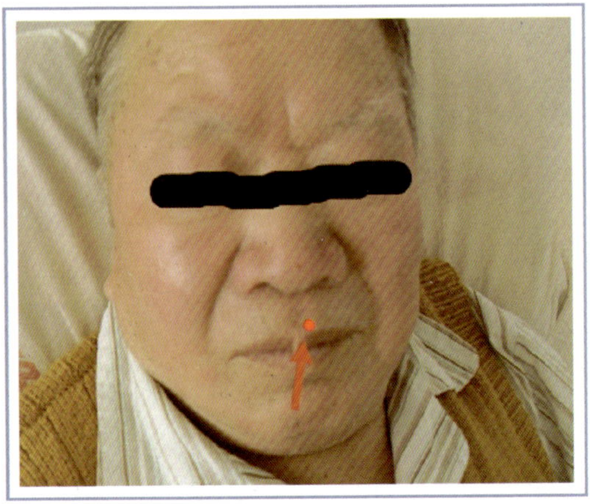

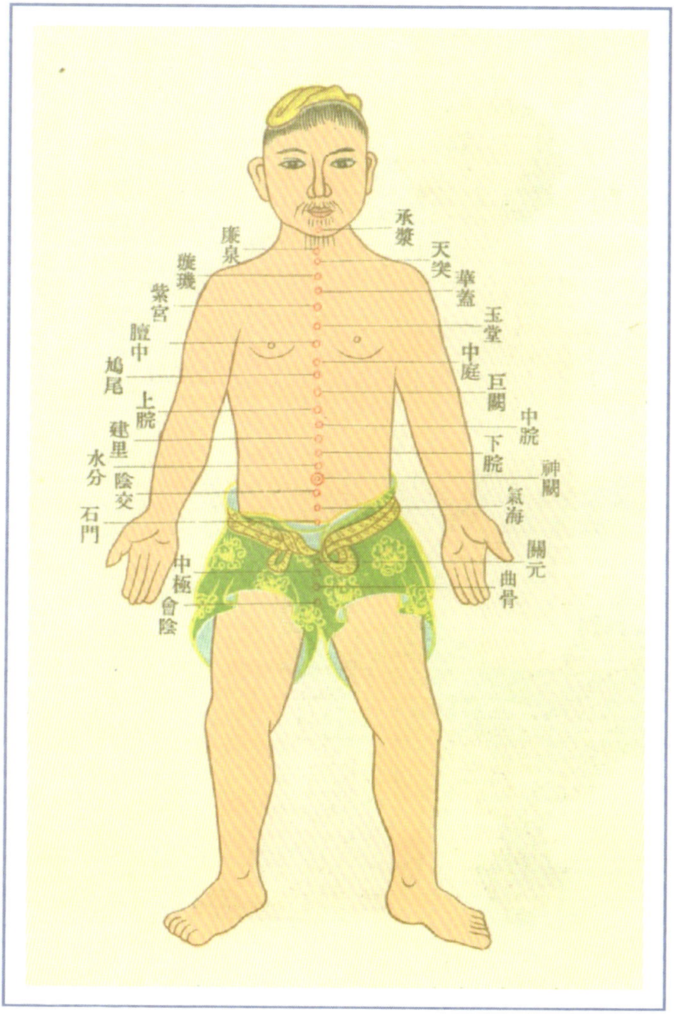

任脉

起于小腹内，下出会阴部，向上行于阴毛部，沿着腹内，向上经过关元等穴，到达咽喉部，再上行环绕口唇，经过面部，进入目眶下（承泣，足阳明经）。

中极

取穴：脐下 4 寸。

主治：遗尿，小便不利，月经不调，不孕，阳痿。

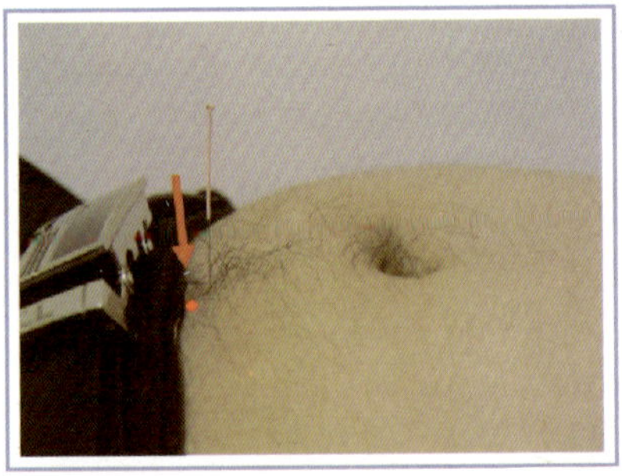

关元

取穴：脐下 3 寸。

主治：小便不利，经闭，腹痛泄泻，虚劳羸瘦。

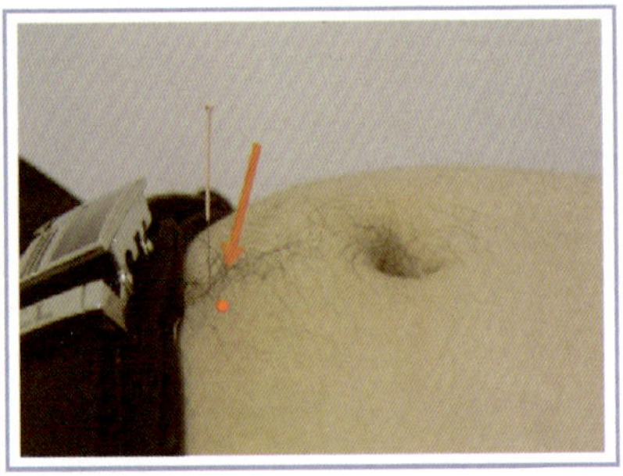

气海

取穴：脐下 1.5 寸。

主治：腹痛，泄泻，遗尿，月经不调，虚脱。

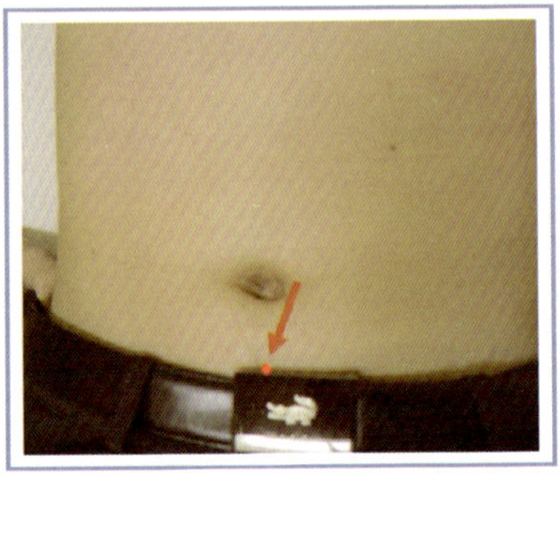

神阙

取穴：脐中。

主治：泻痢，腹痛，脱肛，中风脱症。禁针，艾绒隔盐灸。

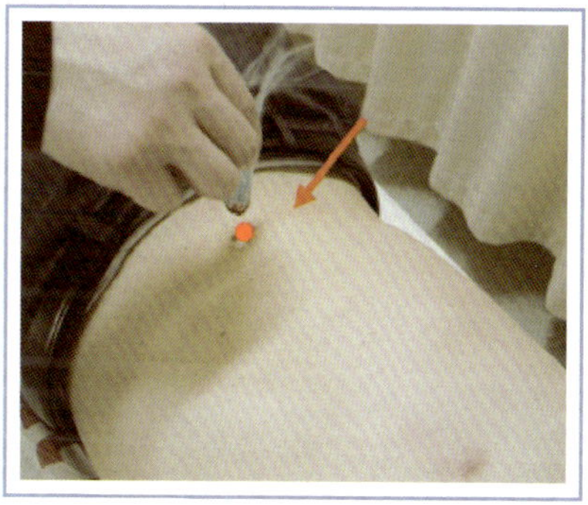

下脘

取穴：脐上2寸。

主治：腹痛，腹胀，呕吐，泄泻，完谷不化。

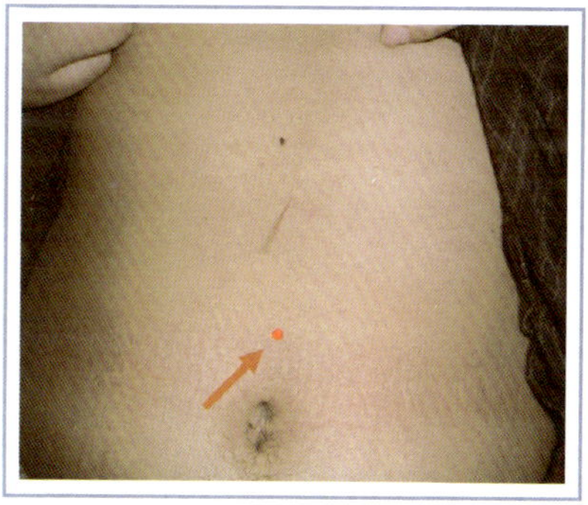

中脘

取穴：脐上4寸。

主治：胃痛，呕吐，食欲不振，腹胀。

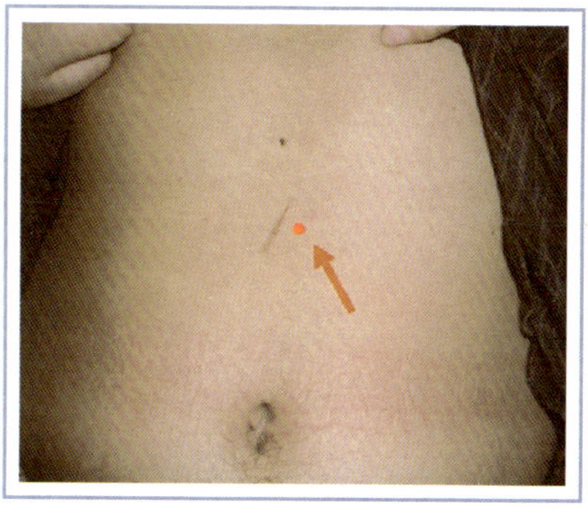

上脘

取穴：脐上5寸。

主治：腹胀，腹痛，呕吐。

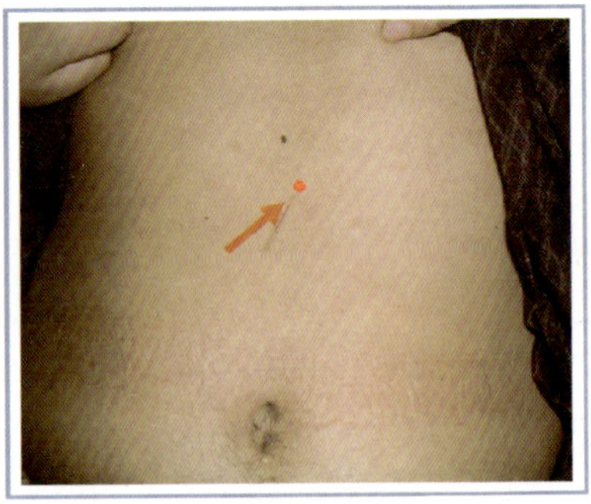

膻中

取穴：前正中线，平第四肋间。

主治：咳喘，胸痛，乳少，呕吐，呃逆。

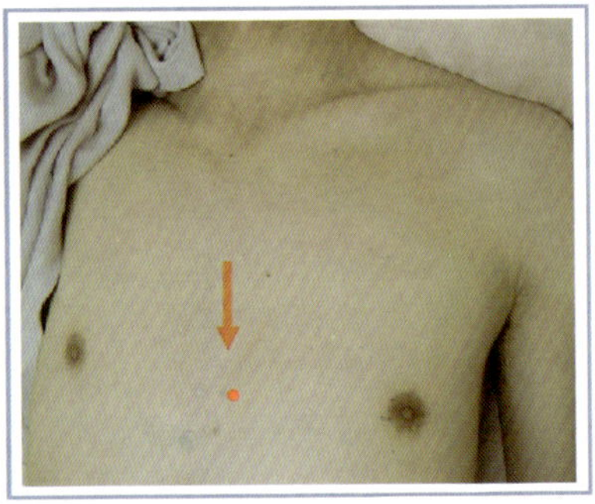

天突

取穴：胸骨上窝正中。

主治：咳喘，胸痛，失音，梅核气，呃逆。

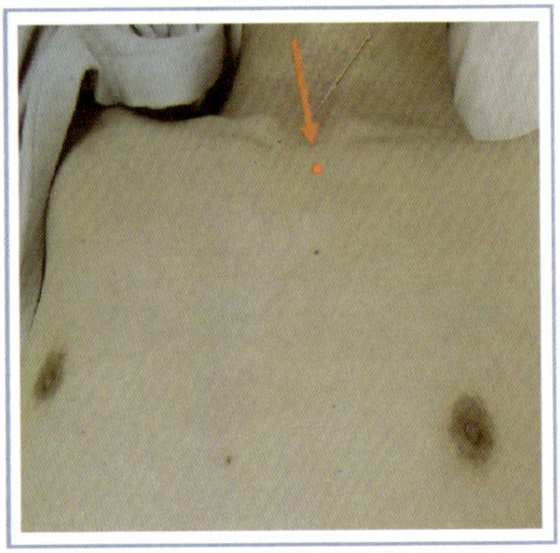

廉泉

取穴：前正中线上，舌骨体上缘凹陷处。

主治：舌下肿痛，失涎，失语，吞咽困难。

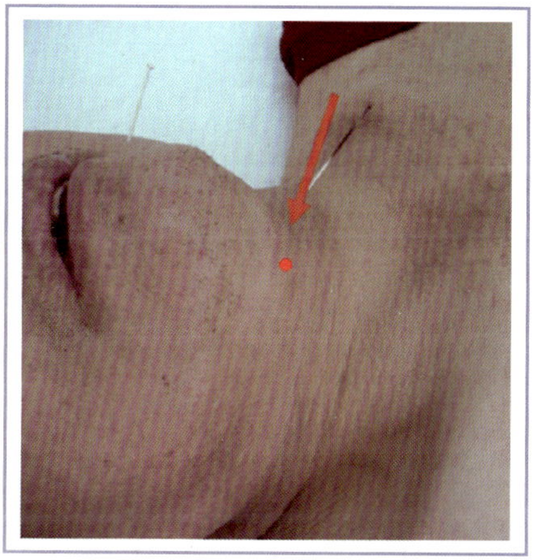

承浆

取穴：颏唇沟的中点。

主治：口㖞，齿痛，流涎，失音。

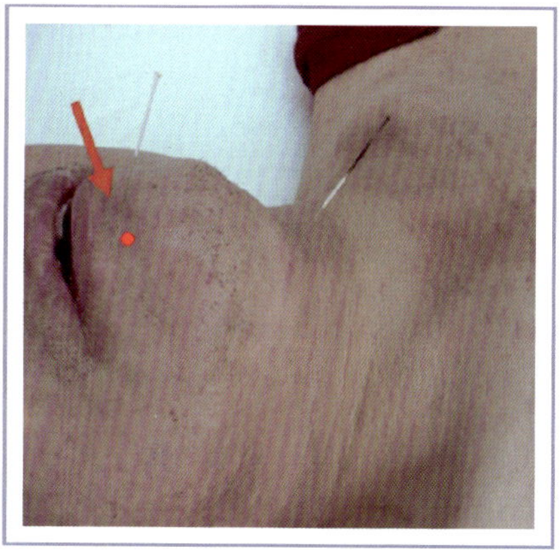

第三部分
常见病针灸治疗

一、症状治疗

1. 感冒发热

病因病机：外感风邪，肺卫不宣。

治则：疏风解表，宣肺泻热。

选穴：风池、列缺、大椎、曲池、合谷。

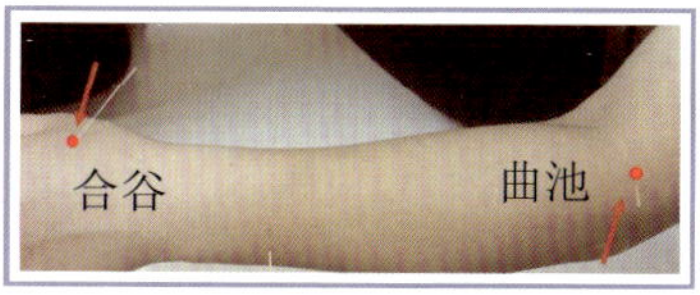

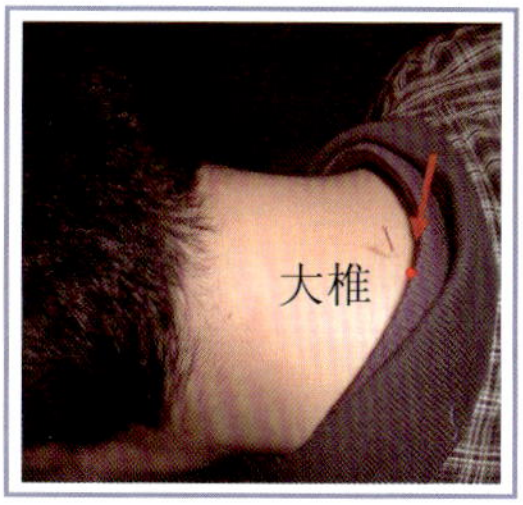

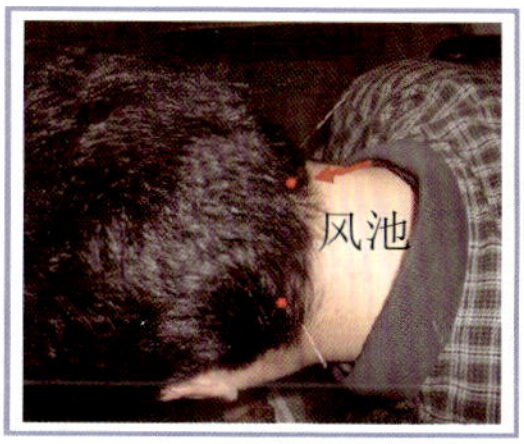

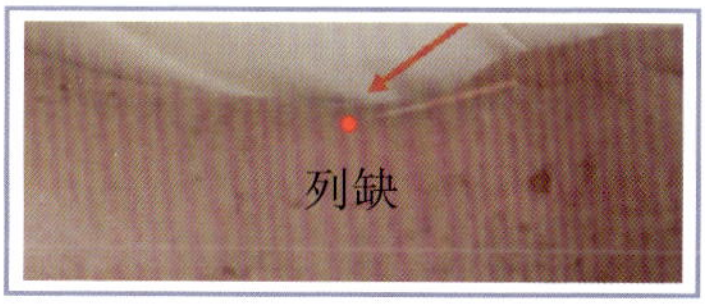

2. 头痛

病因病机：风痰瘀阻，脉络不通。

治则：疏风豁痰，活血通络。

选穴：太阳、率谷、合谷、太冲、印堂、昆仑、后溪、足三里。

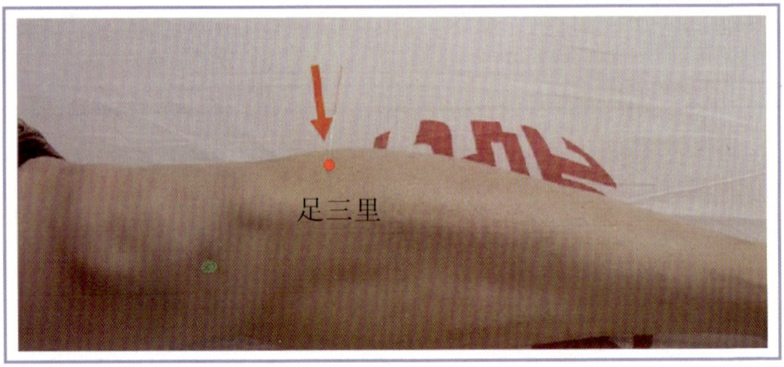

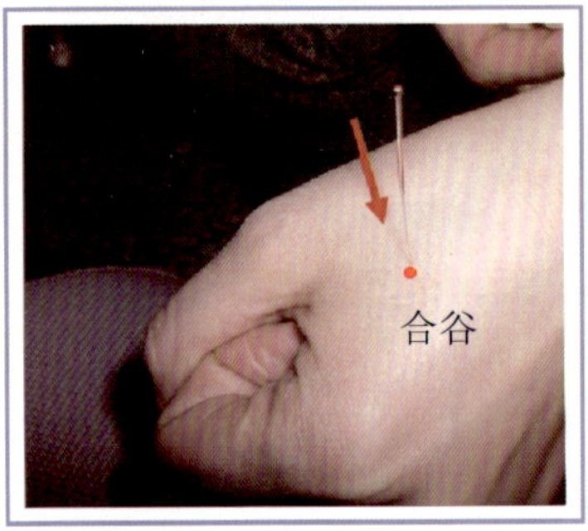

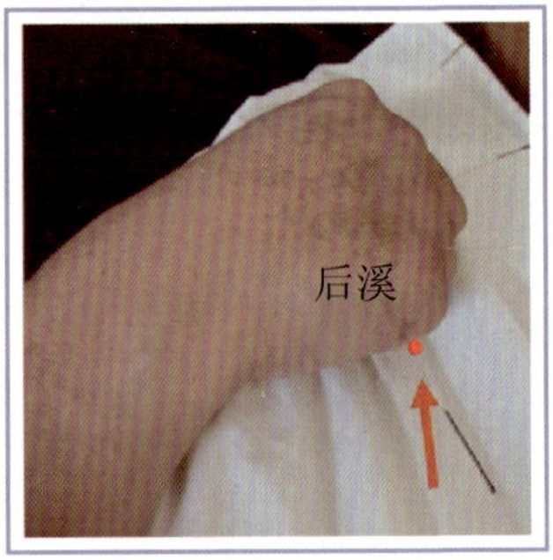

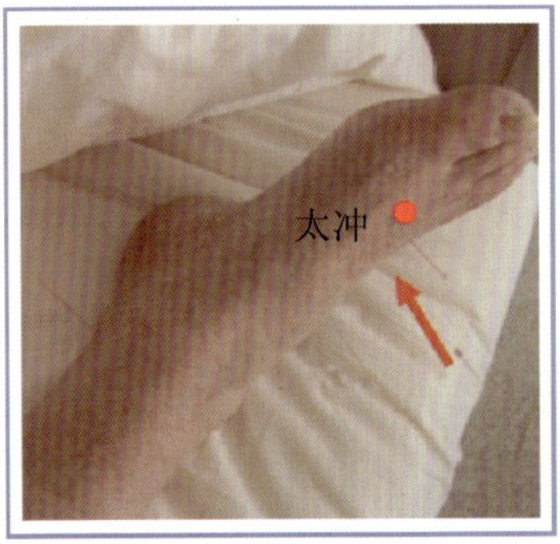

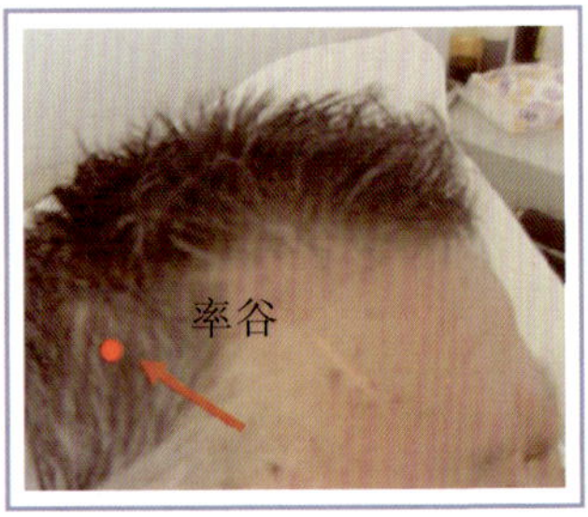

3. 胃痛

病因病机：饮食失调，气机不利。

治则：消食化滞，行气散瘀。

选穴：足三里、阴陵泉、三阴交、中脘、内关。

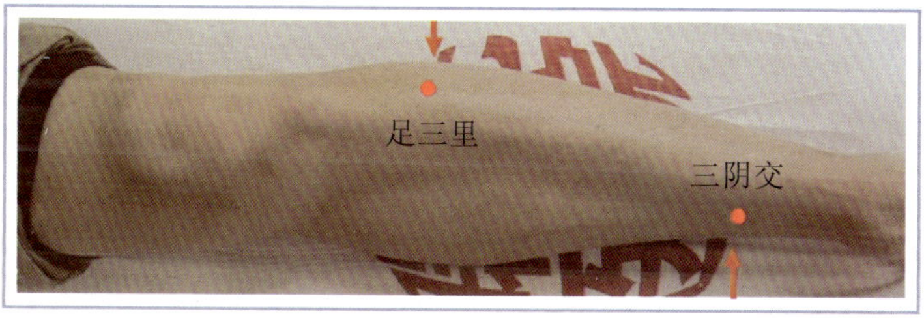

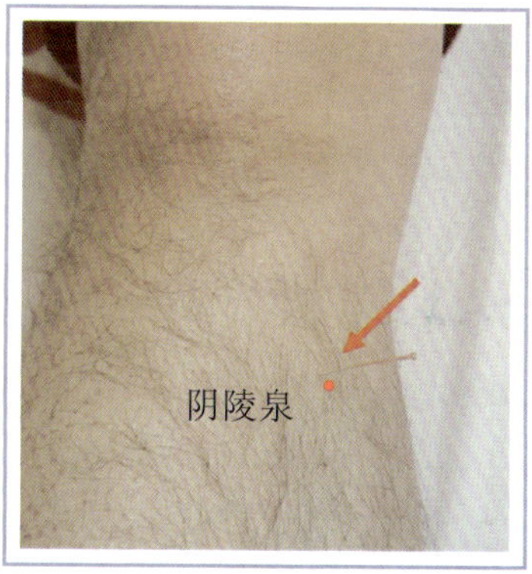

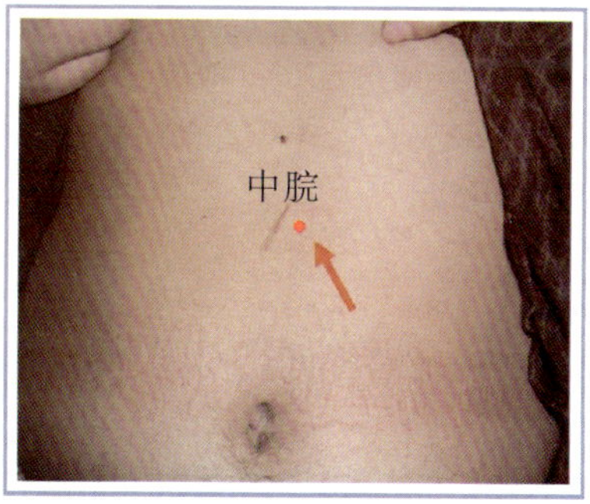

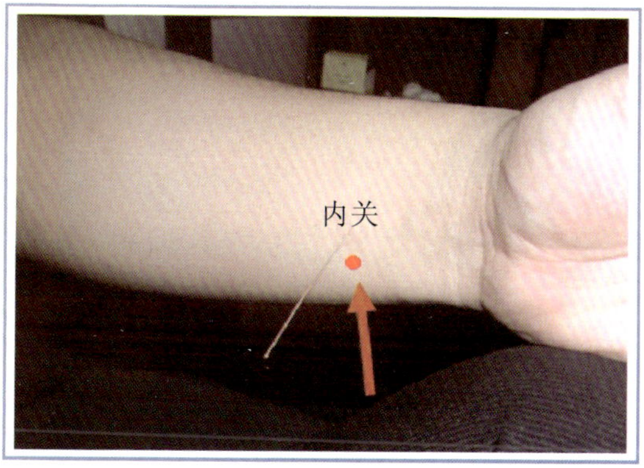

4. 腹痛

病因病机：外感内伤，传导失职。

治则：温胃健脾，理气化滞。

选穴：中脘、足三里、上巨虚。

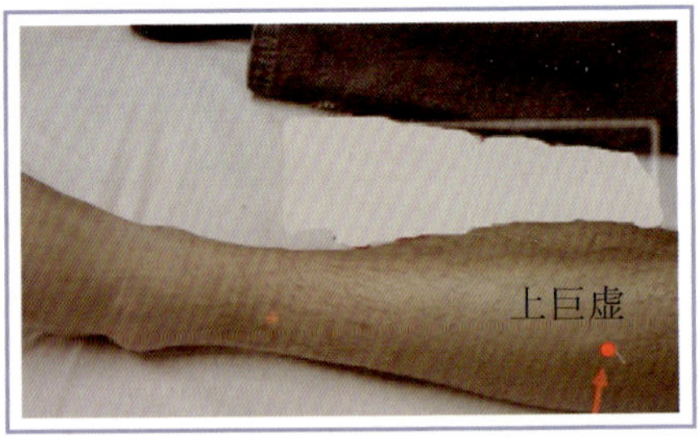

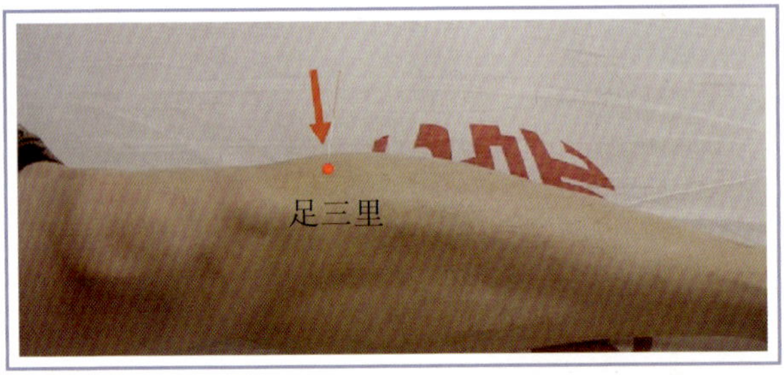

5. 呕吐

病因病机：肝胃不合，胃气上逆。

治则：和胃降逆，行气止呕。

选穴：内关、足三里、中脘。

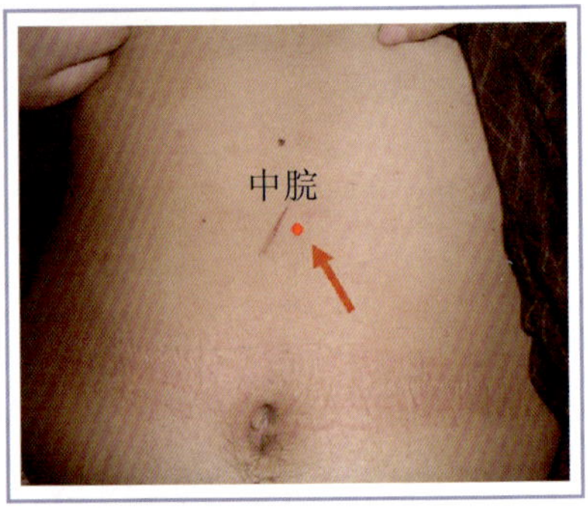

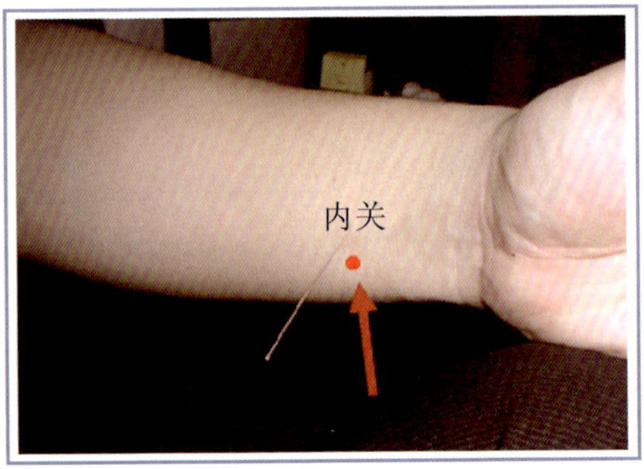

6. 高热

病因病机：邪热壅盛。

治则：疏风清热。

选穴：合谷、曲池、曲泽、太冲、间使、大椎、 委中、十宣、十井穴。

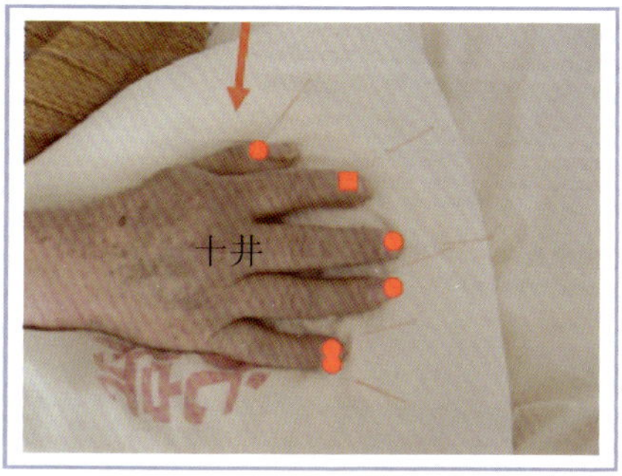

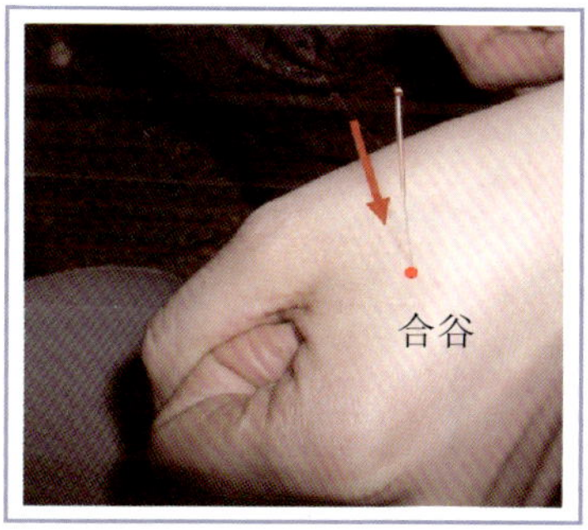

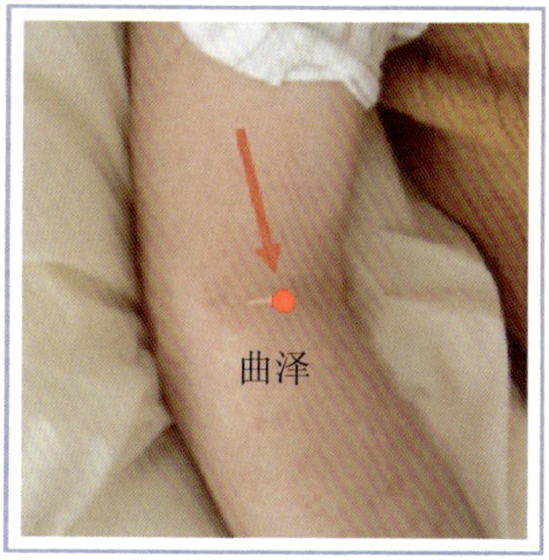

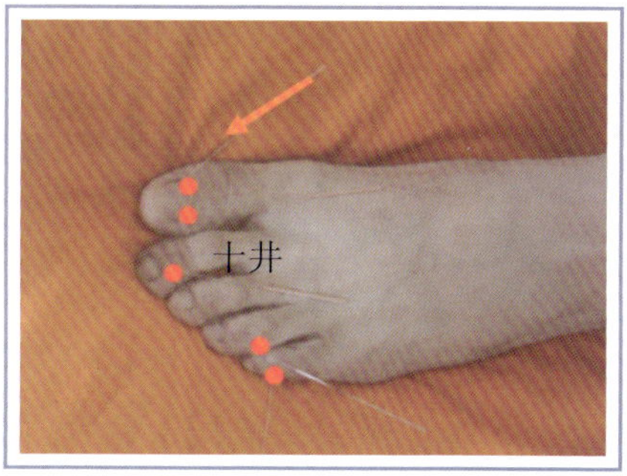

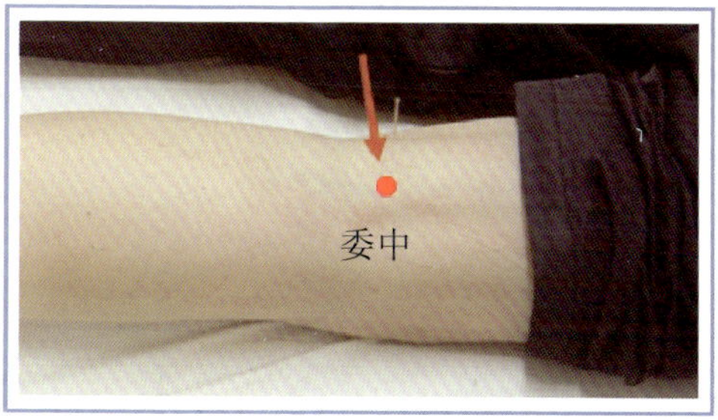

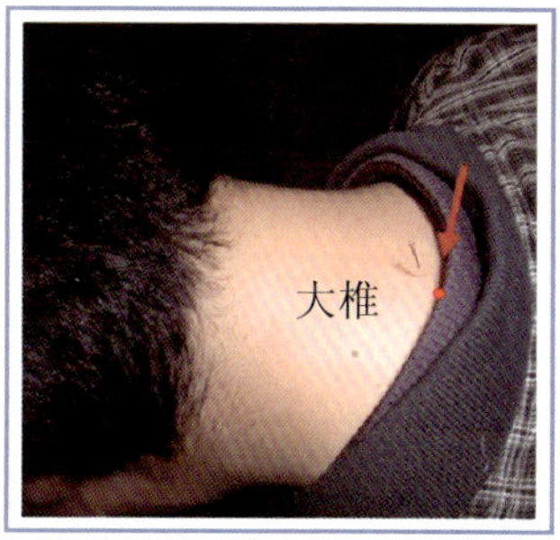

7. 眩晕

病因病机：肝阳上扰，痰瘀内阻。

治则：平肝潜阳，化痰降浊。

选穴：风池、百会、率谷、太阳、完骨。

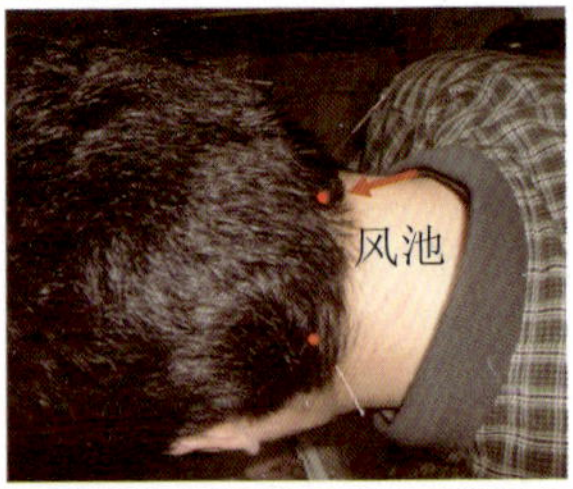

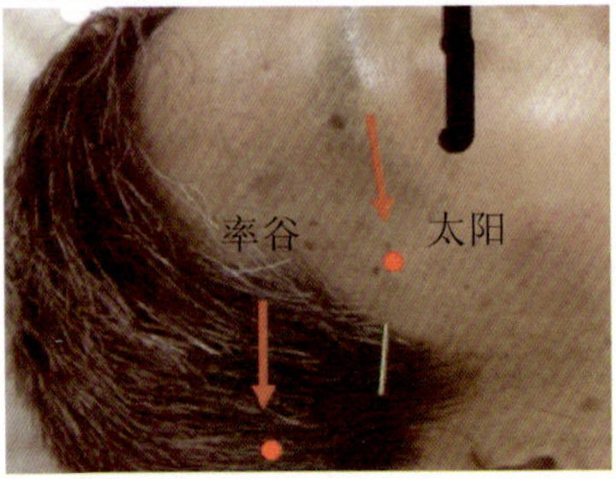

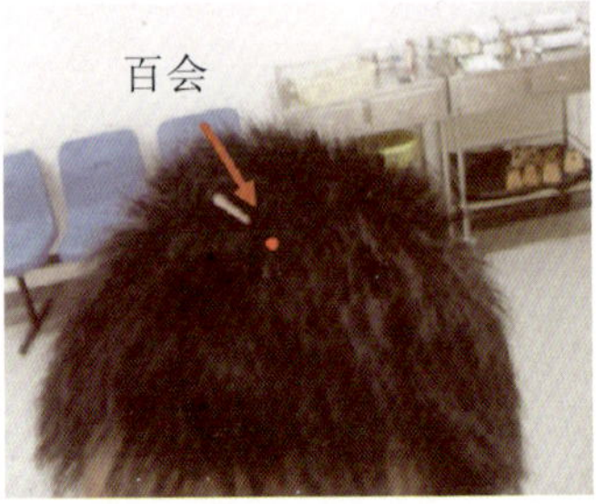

8. 关节痛

病因病机：经络闭阻，气血阻滞。

治则：疏风散寒（除湿清热），舒筋活络。

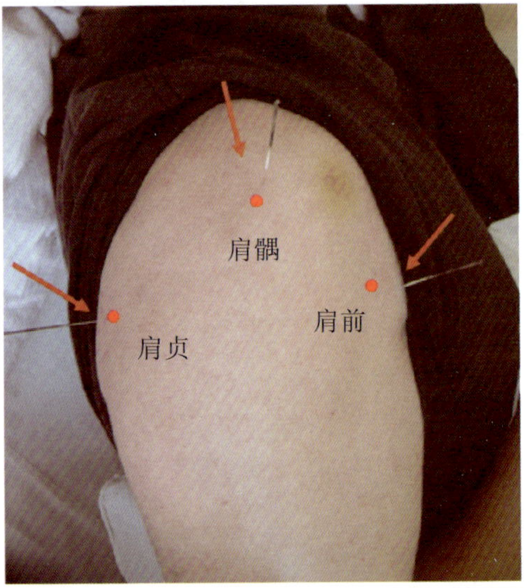

肩关节痛：

选穴：肩髃、肩贞、肩前。

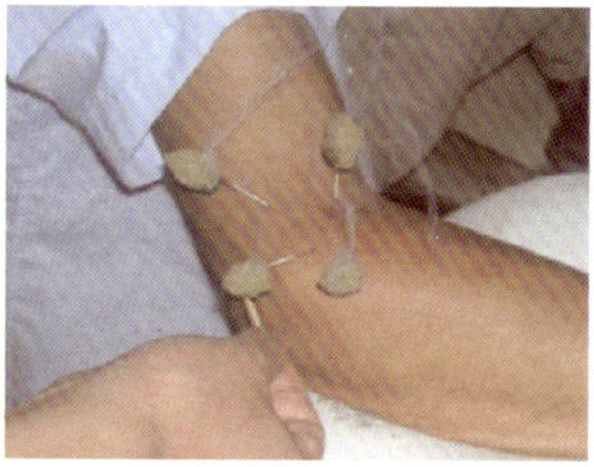

肘关节痛：
选穴：曲池、手三里、外关。

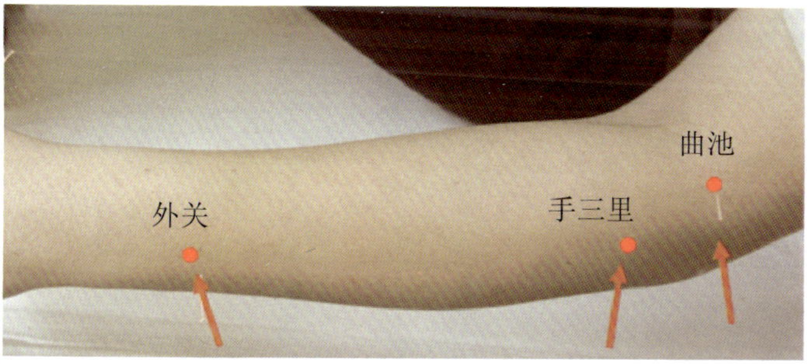

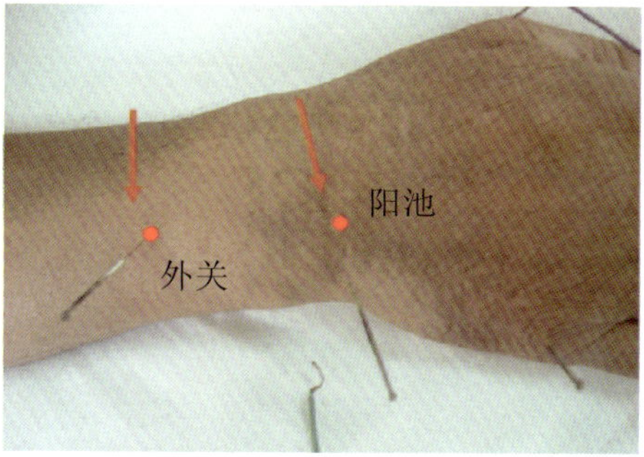

腕关节痛：
选穴：阳池、外关、合谷。

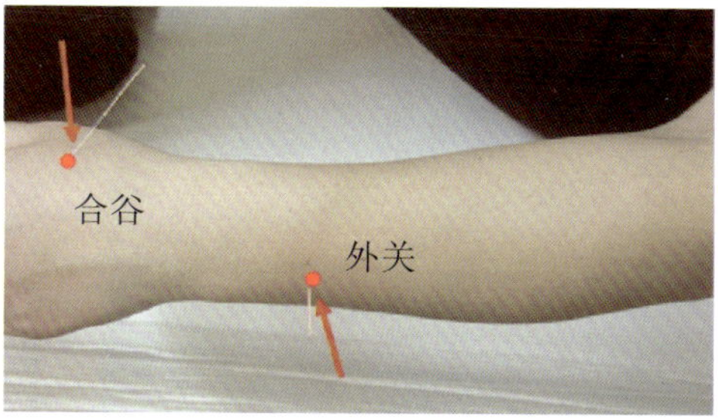

掌指关节痛：
选穴：外关、合谷、八邪。

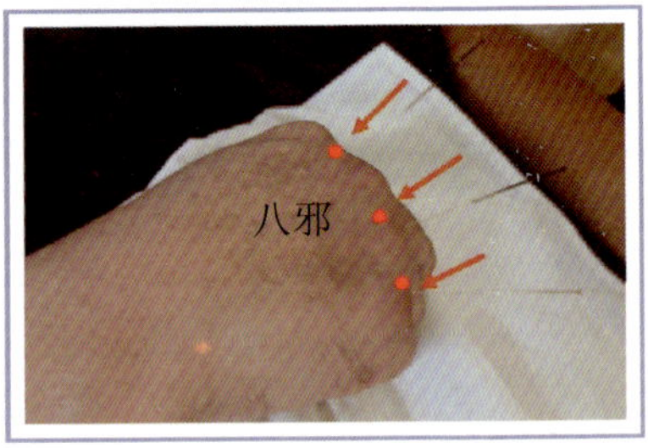

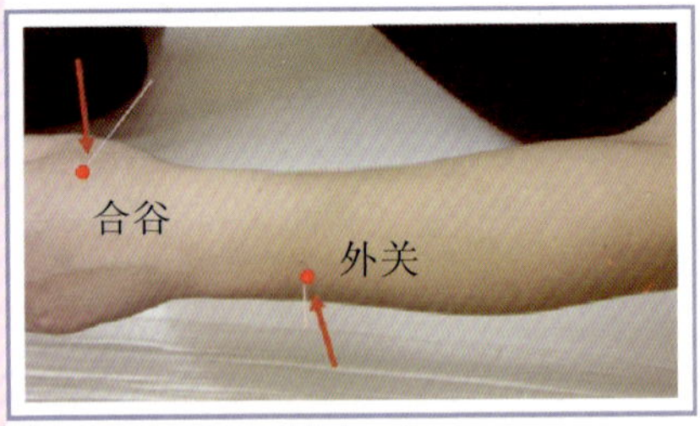

髋关节痛：
选穴：秩边、环跳、承扶。

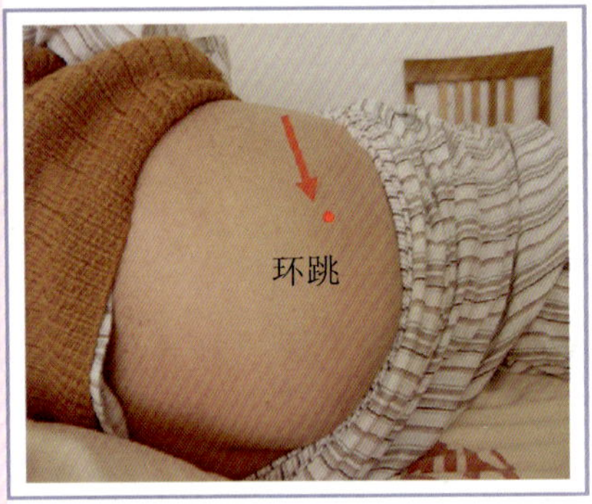

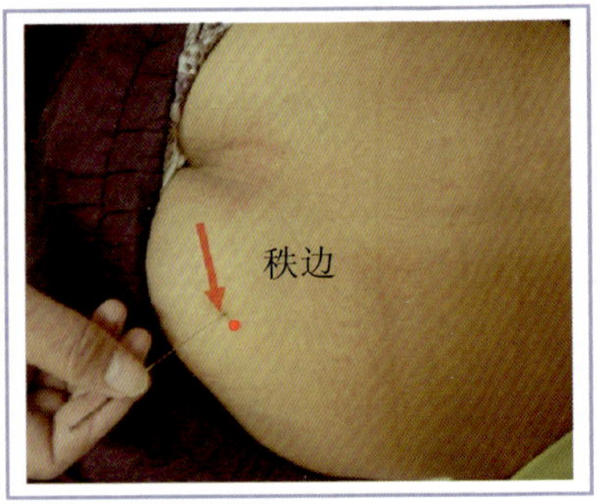

膝关节痛：
选穴：阳陵泉、膝眼、足三里。

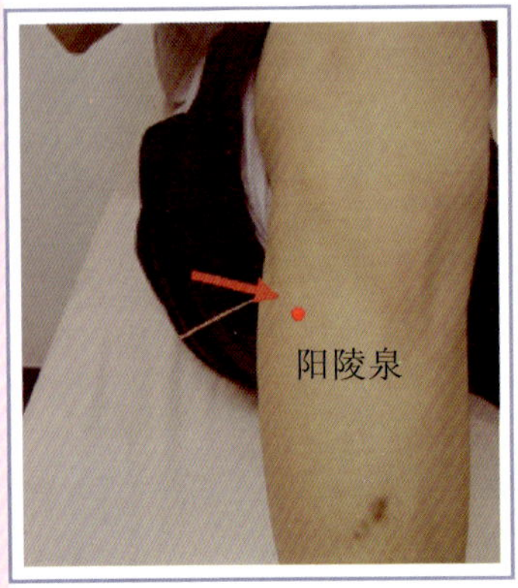

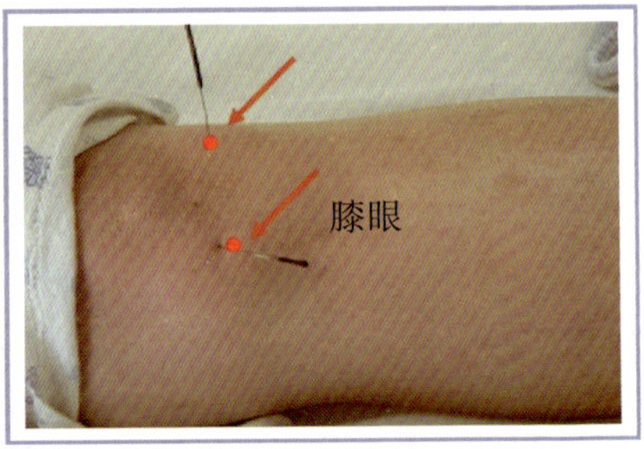

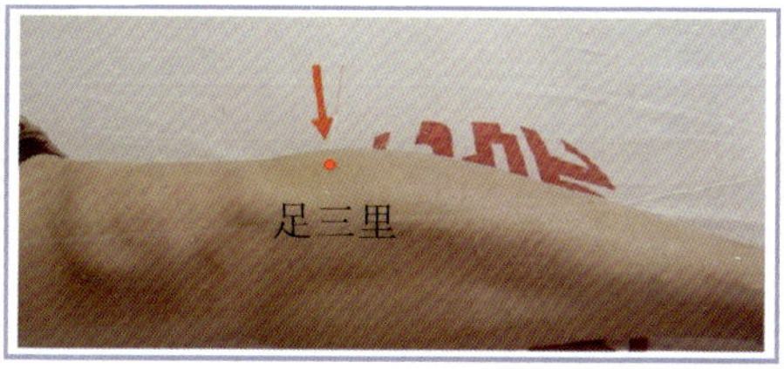

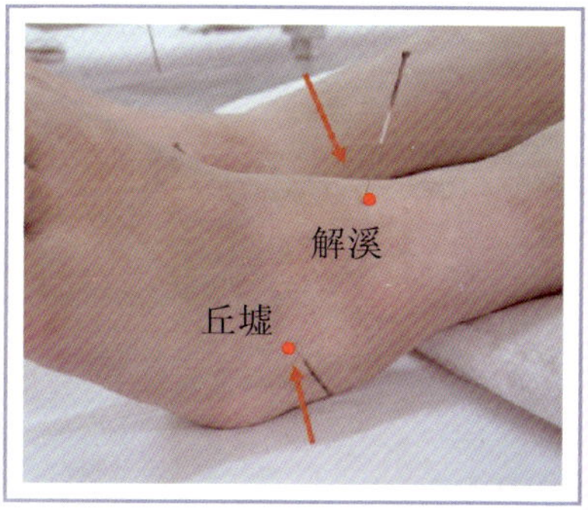

踝关节痛：
选穴：丘墟、昆仑、解溪。

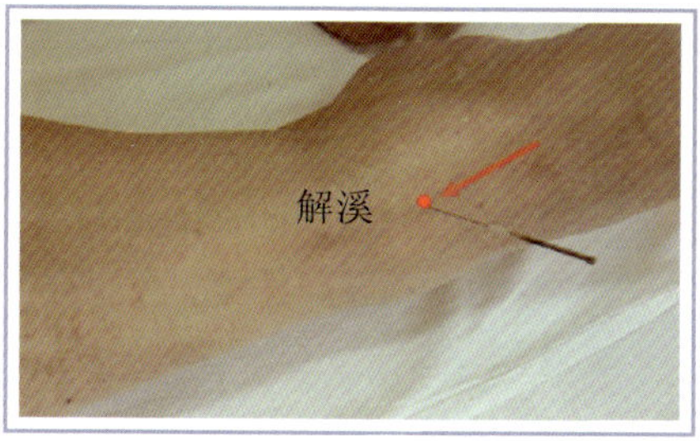

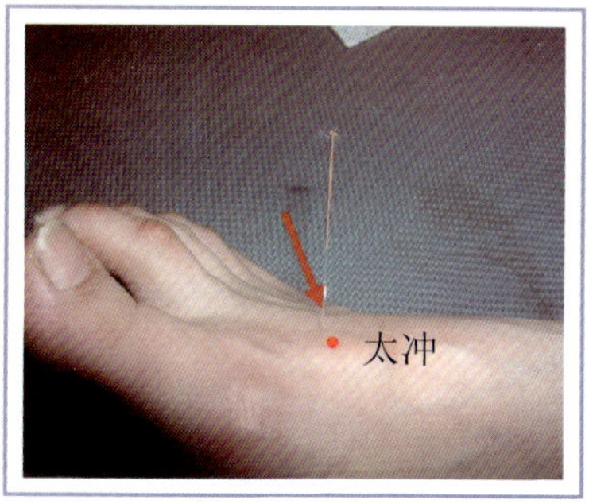

跖趾关节痛：
选穴：太冲、公孙、八风。

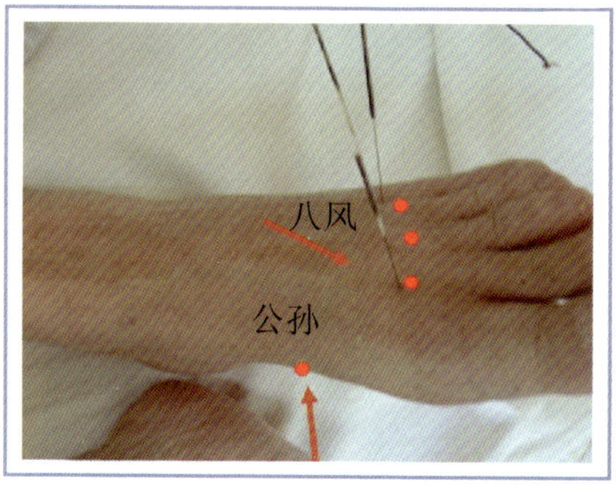

9. 瘫痪

病因病机：邪热伤津（气血不足），经脉失养。

治则：补虚泻实，疏通经络。

选穴：

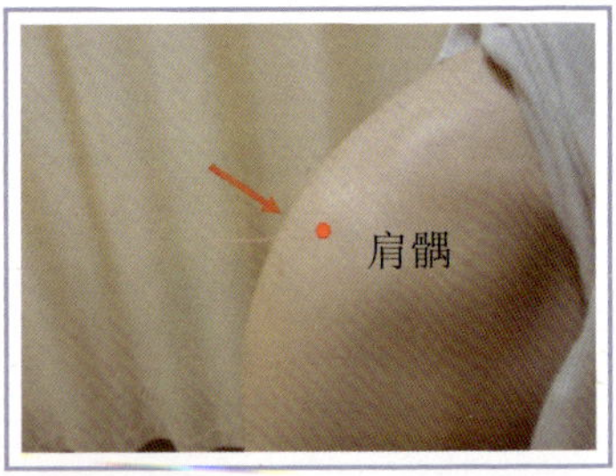

上肢：

肩髃、曲池、手三里、外关、合谷。

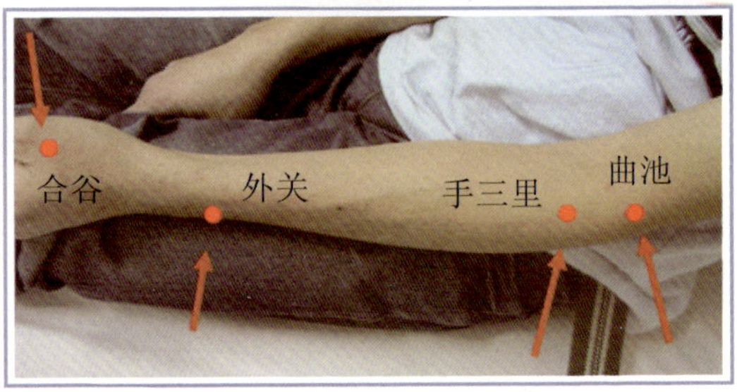

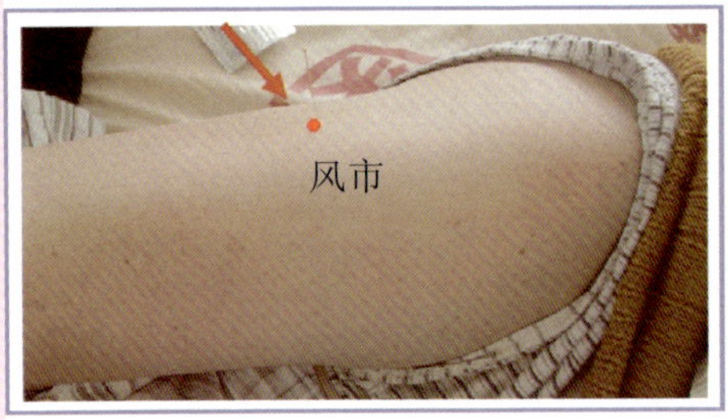

下肢：

太冲、环跳、风市、阳陵泉、委中、足三里、解溪。

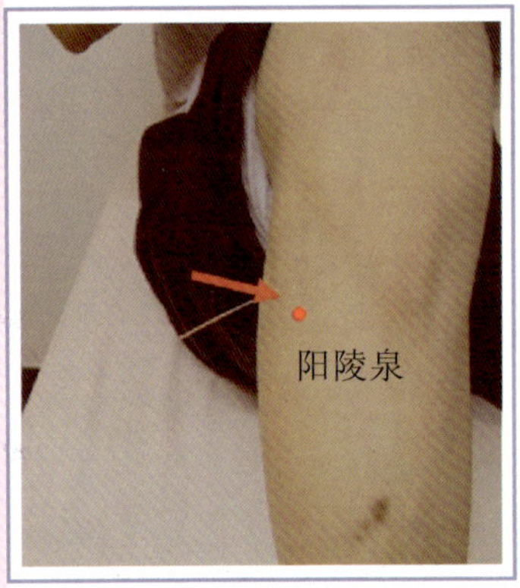

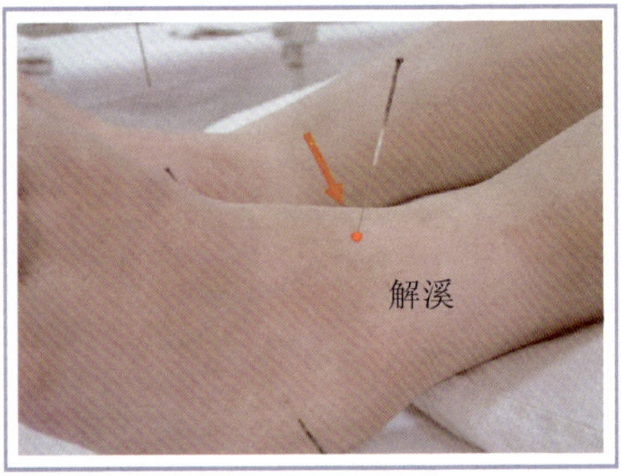

二、急症治疗

1. 昏迷

病因病机：阴阳失调，气机逆乱。

治则：回阳救逆，醒神开窍。

选穴：百会、合谷、太冲、内关、足三里。

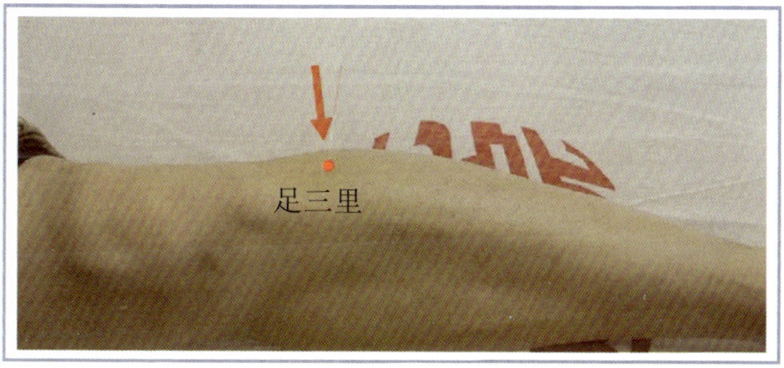

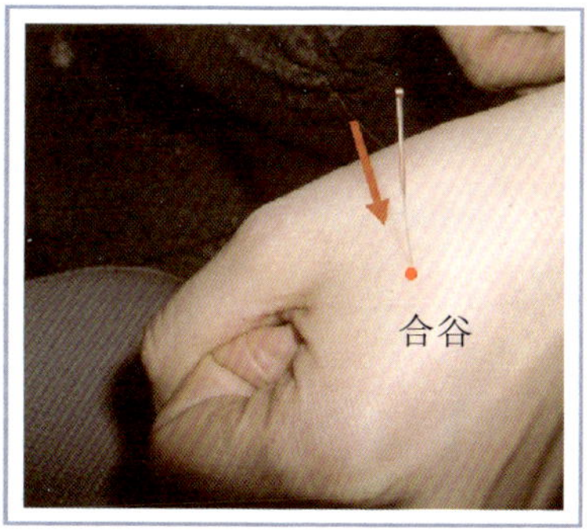

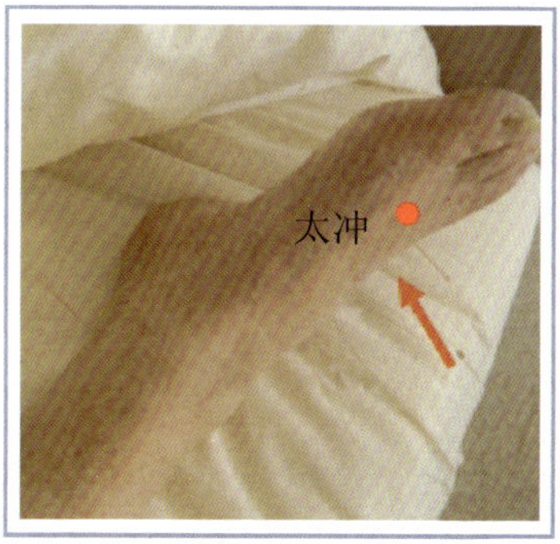

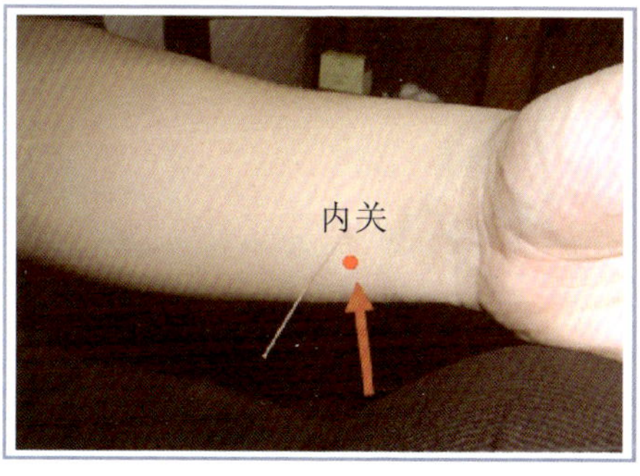

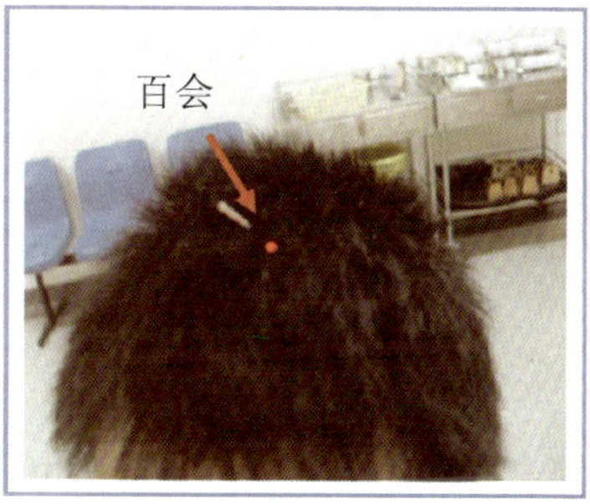

2. 晕厥

病因病机：气机逆乱，清窍蒙蔽。

治则：行气降逆，苏厥醒神。

选穴：开四关（合谷、太冲）、合谷、十宣、百会、人中。

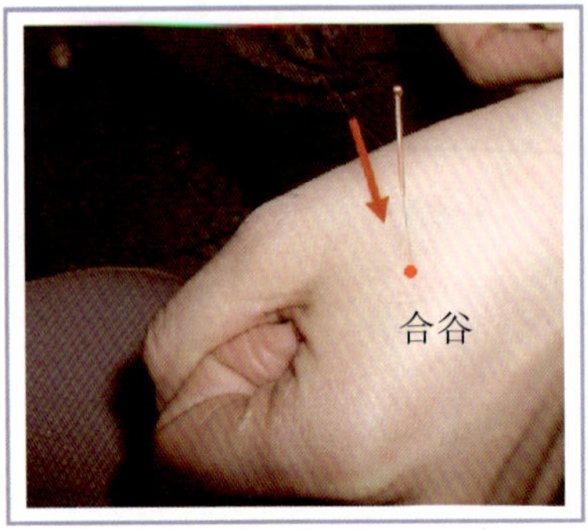

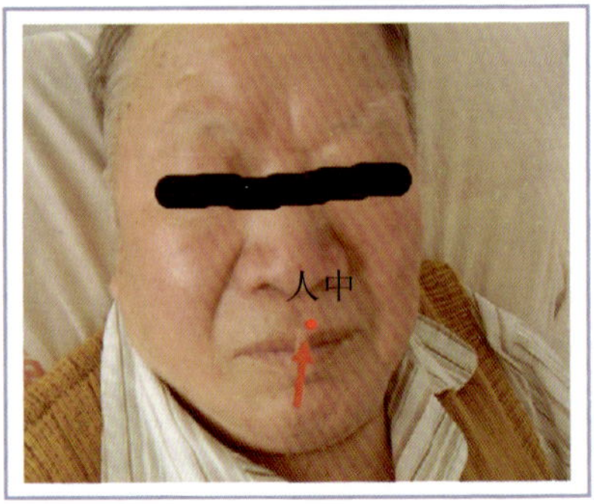

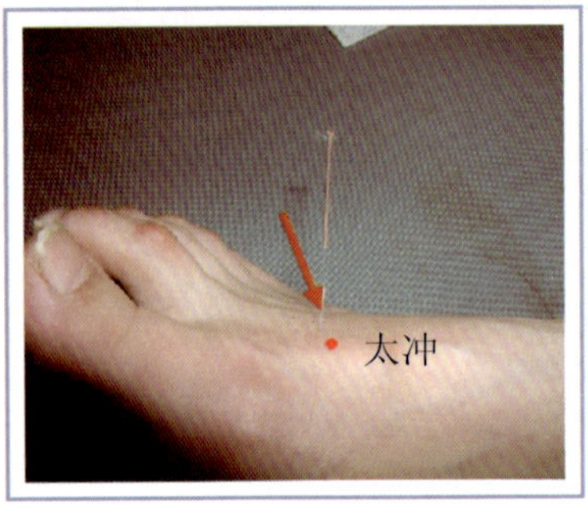

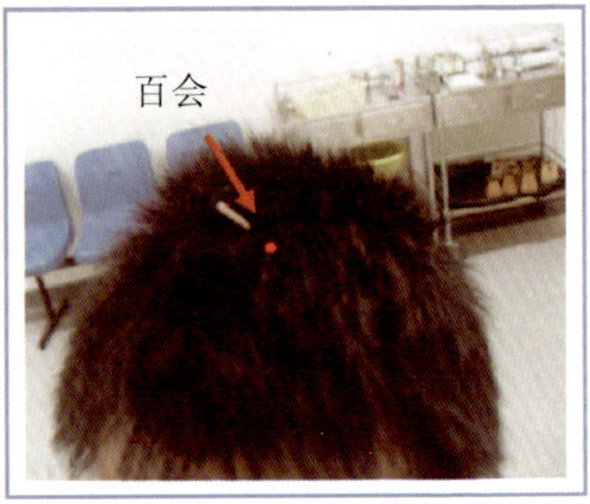

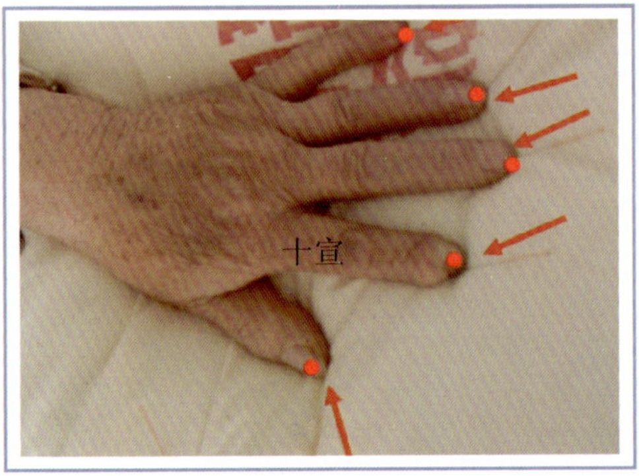

3. 休克

病因病机：气机逆乱。

治则：宣通气机，醒神开窍。

选穴：涌泉、足三里、内关、人中、十宣强刺激。

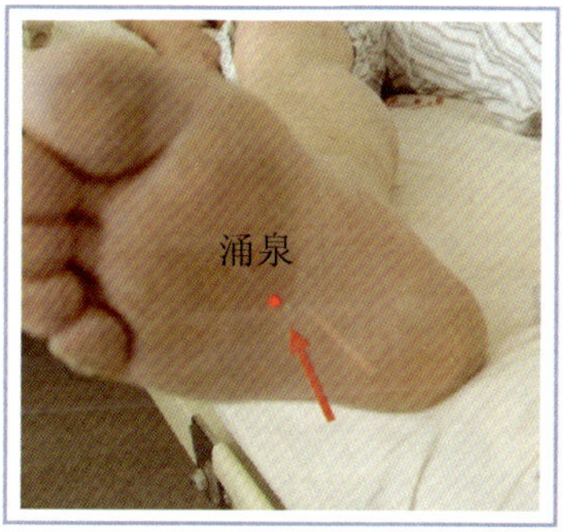

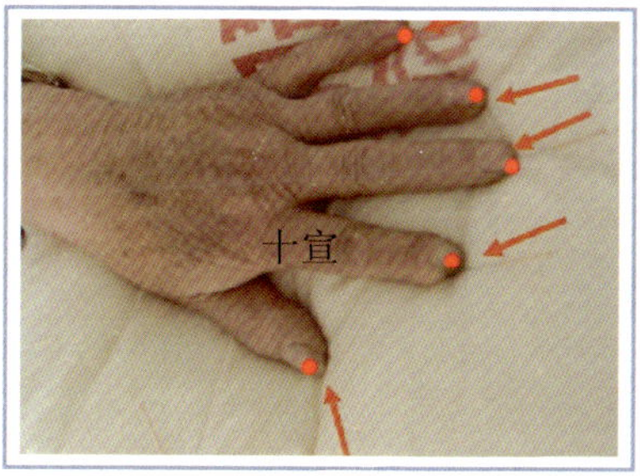

4. 虚脱

病因病机：元气亏损，津血渐耗。

治则：回阳救逆，苏厥醒神。

选穴：人中、百会、神阙。

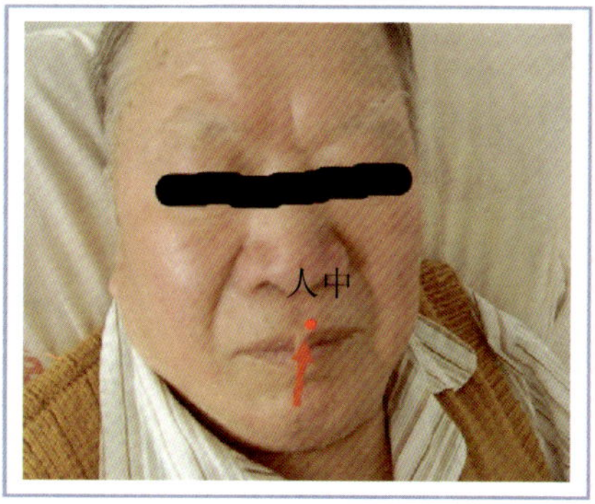

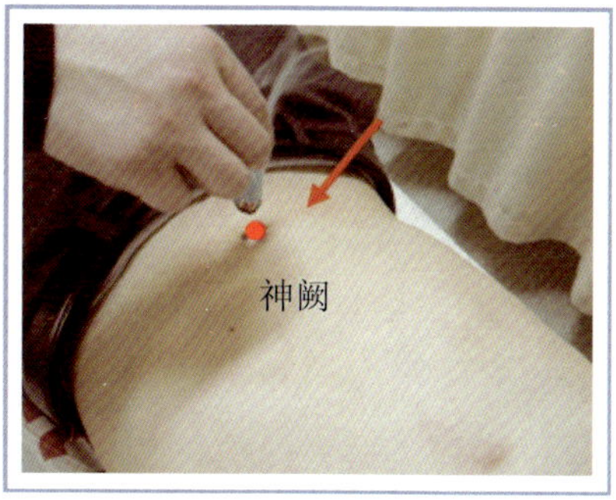

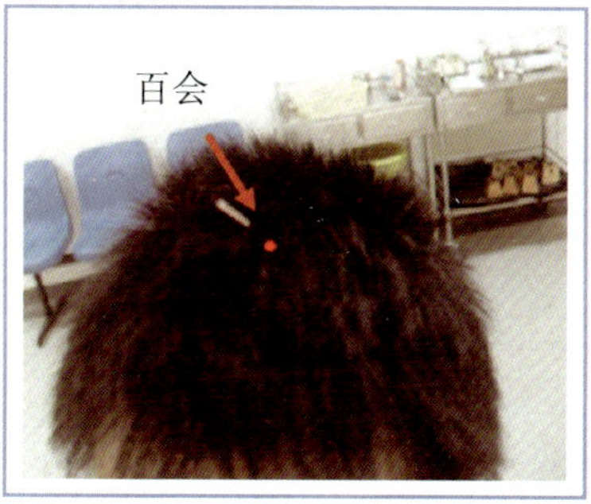

5. 高热

病因病机：热邪壅盛，营卫不和。

治则：清泻热邪，调和营卫。

选穴：合谷、内关、人中、十宣、大椎、曲池、风池、委中。

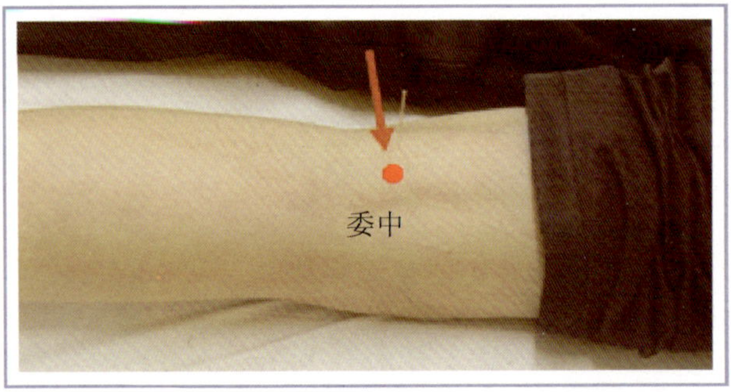

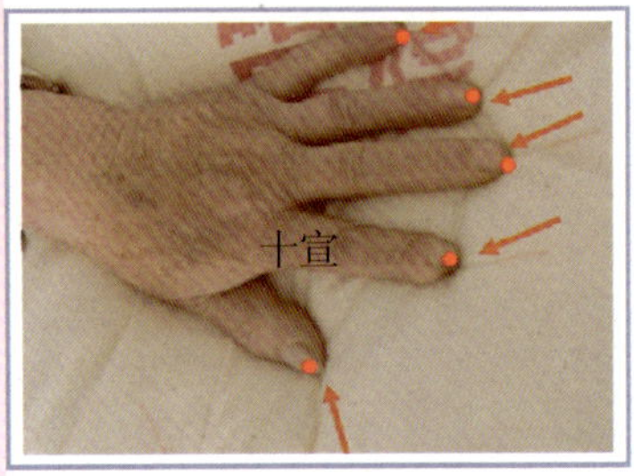

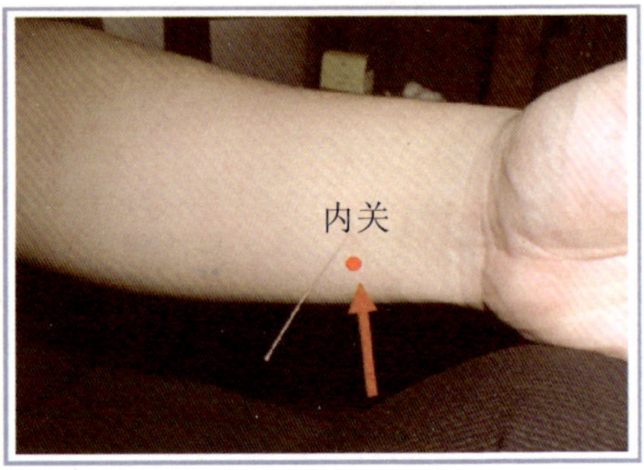

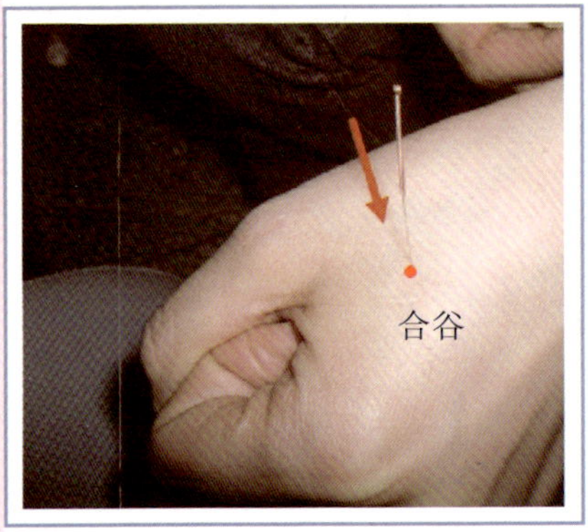

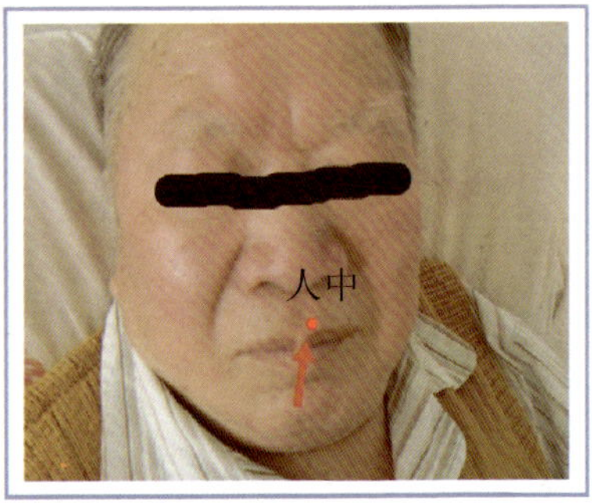

6. 毒蛇咬伤

病因病机：邪毒壅盛。

治则：清热泻毒。

选穴：八邪、八风、三棱针放血。

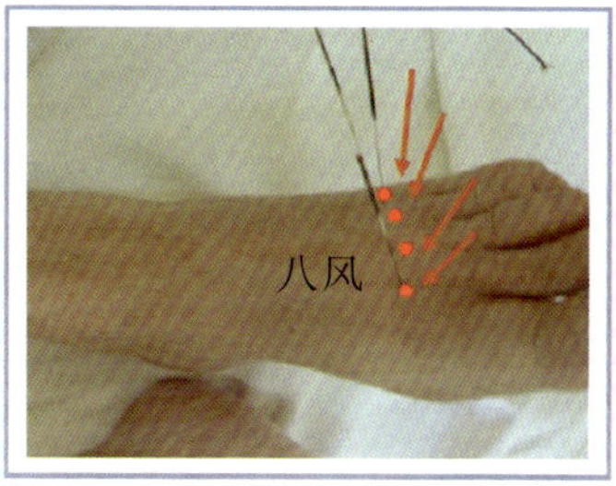

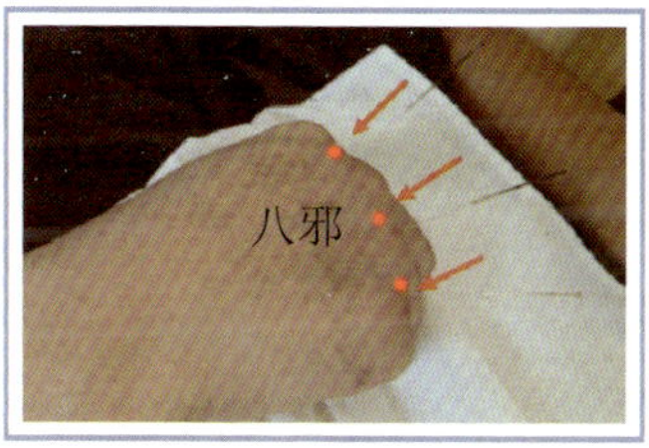

7. 痉症

病因病机：肝风内动，筋脉拘急。

治则：平肝熄风，柔筋止痉。

选穴：百会、风池、大椎、风门、风府、颊车、合谷、太冲。

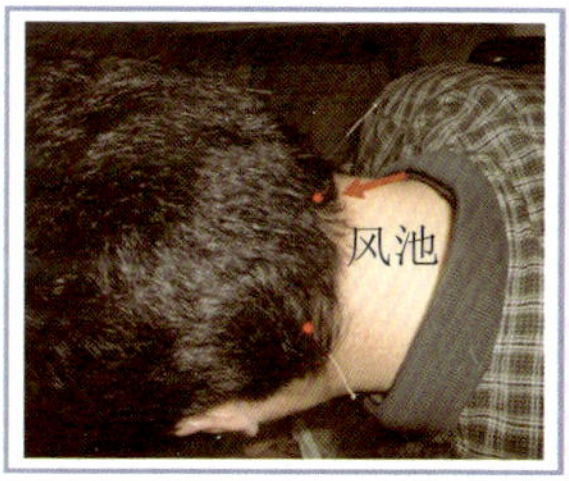

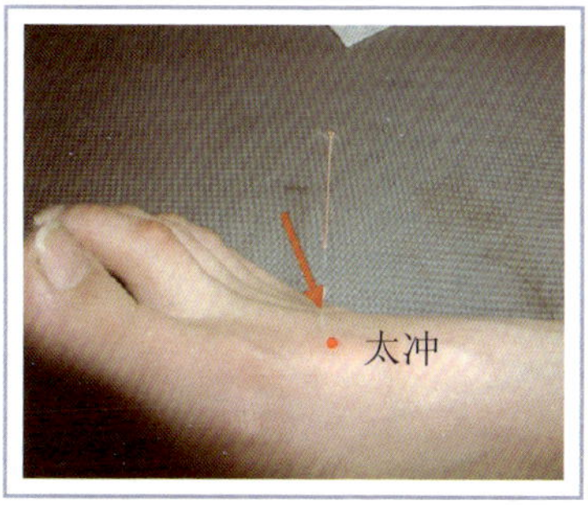

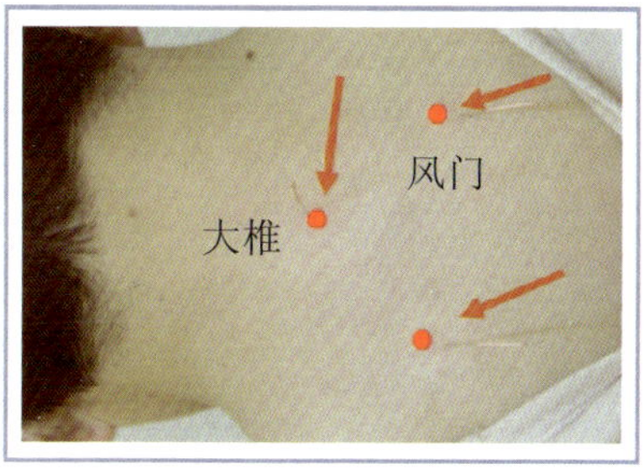

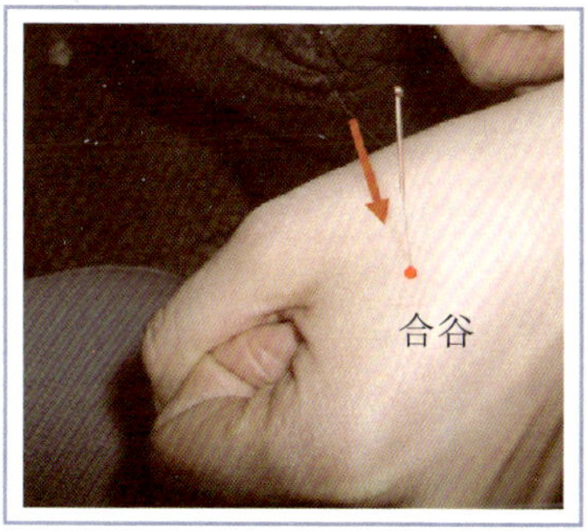

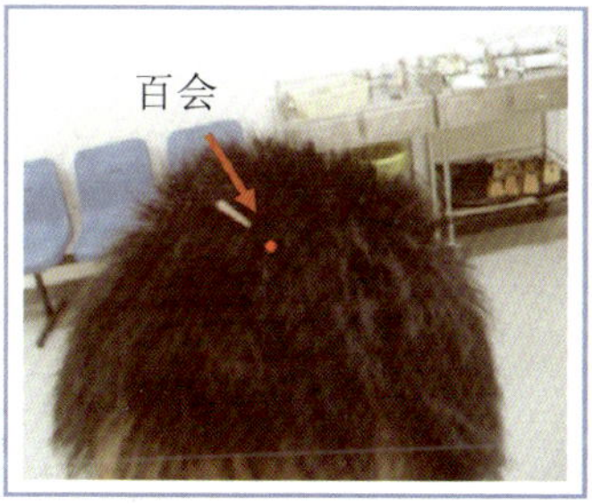

8. 溺水

病因病机：窍闭神昏。

治则：开窍醒神。

选穴：人中、合谷、内关、丰隆、太冲。

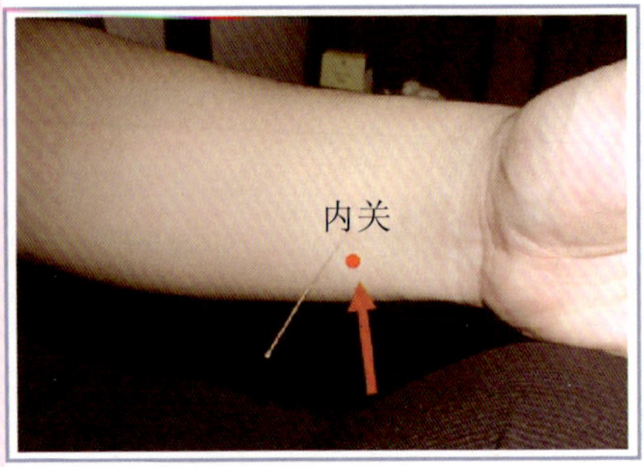

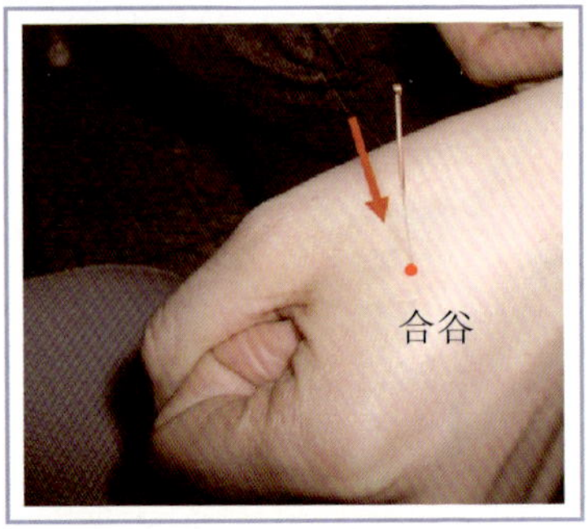

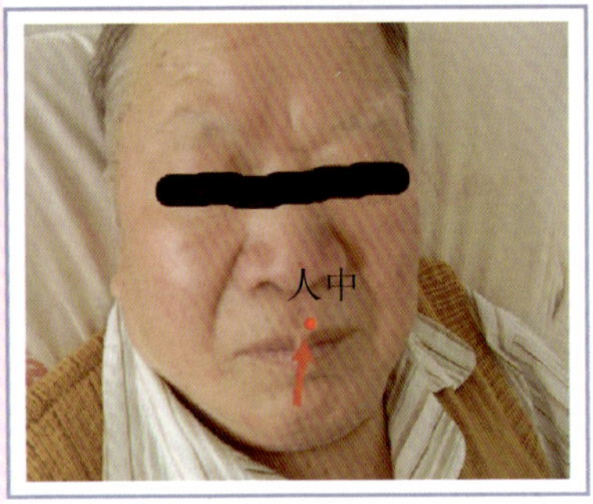

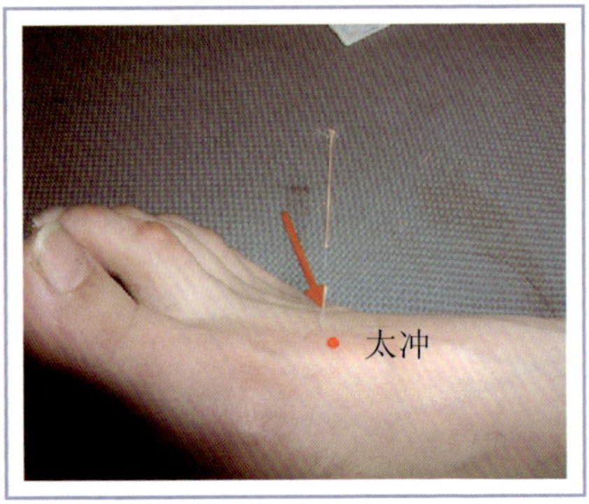

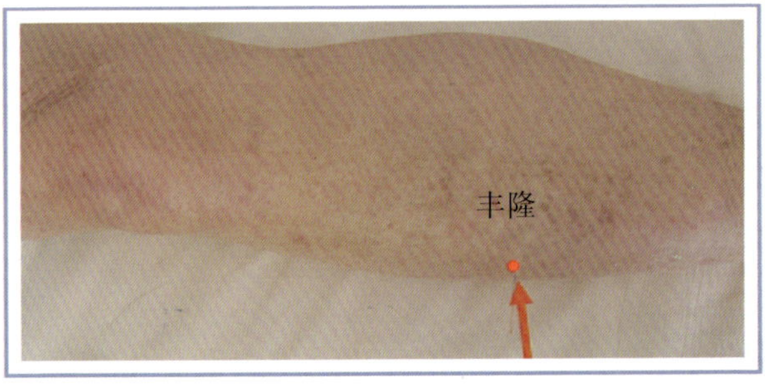

三、呼吸系统疾病

1. 咳喘病

病因病机：痰饮内伏，肺失宣降。

治则：宣肺化痰，平喘止咳。

选穴：天突、肺俞、膏肓、脾俞、膈俞、定喘、足三里。

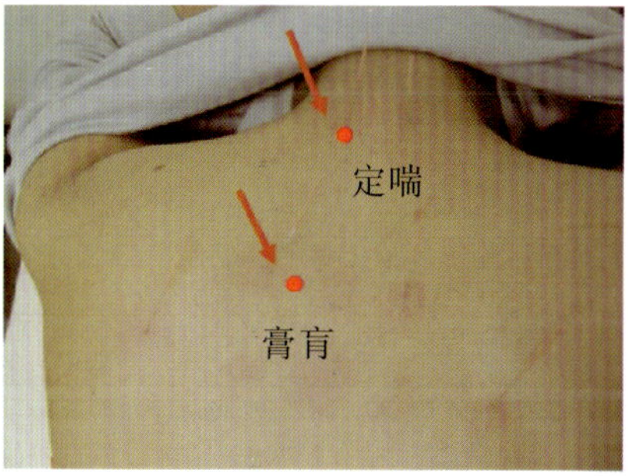

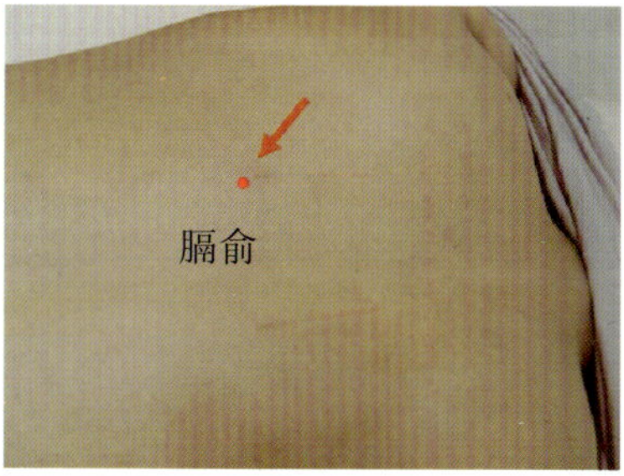

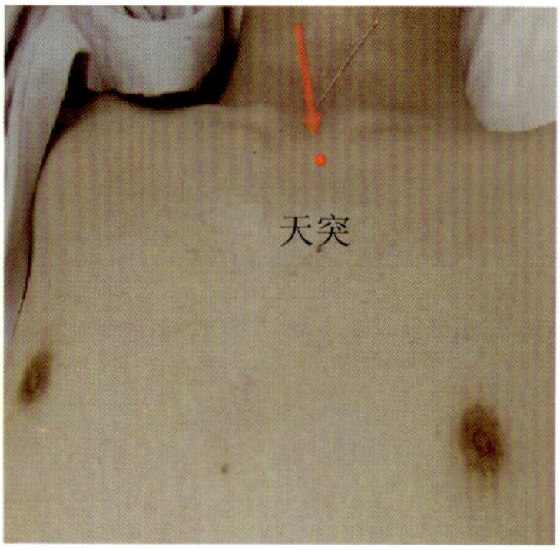

2. 支气管哮喘

病因病机：风邪袭肺，痰饮伏肺。

治则：宣肺祛邪，化痰平喘。

选穴：列缺、定喘、膻中、天突、丰隆、足三里。

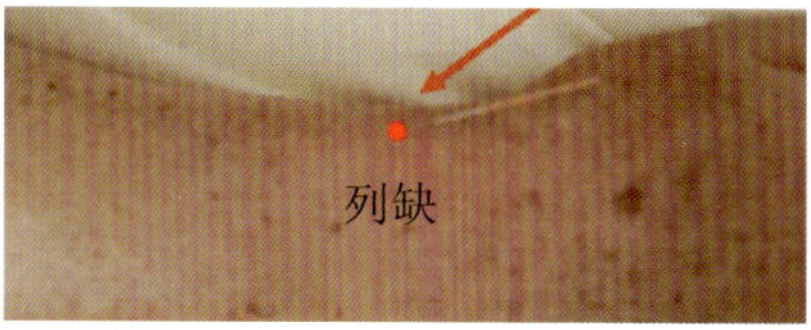

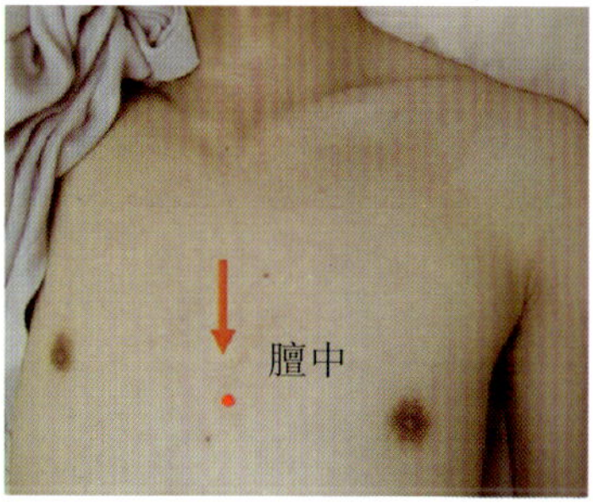

3. 慢性支气管炎

病因病机：外邪内饮，伏肺生痰 。

治则：祛邪化痰，宣肺止咳。

选穴：列缺、定喘、膻中、天突、丰隆。

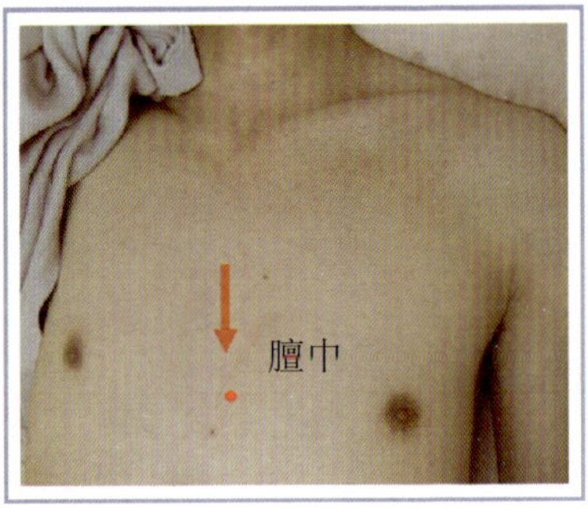

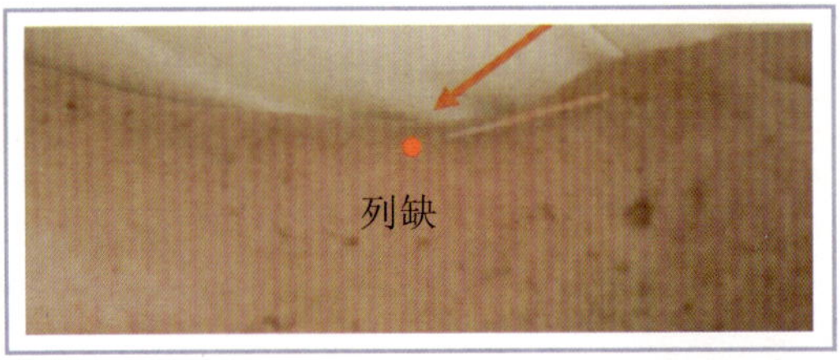

4. 慢性阻塞性肺气肿

病因病机：肺气上逆，肃降失常。

治则：降气化痰，止咳平喘。

选穴：肺俞、膈俞、脾俞、天突。

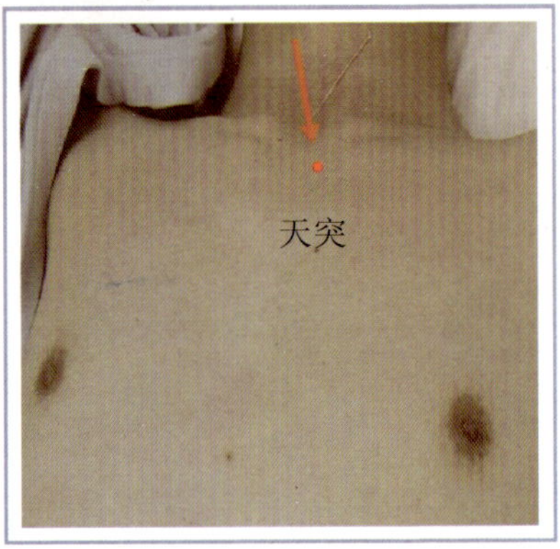

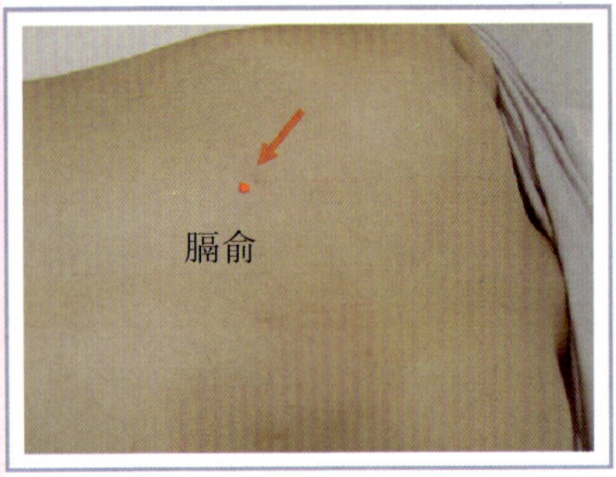

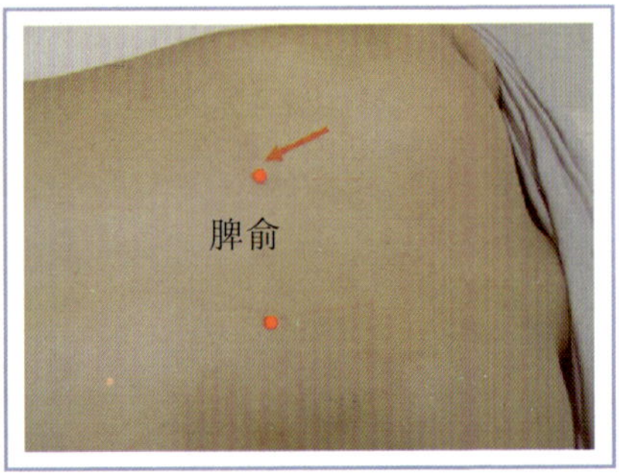

四、循环系统疾病

1. 窦性心动过速（过缓）

病因病机：气滞血瘀，心神不宁。

治则：宁心通络，安神定志。

选穴：内关。

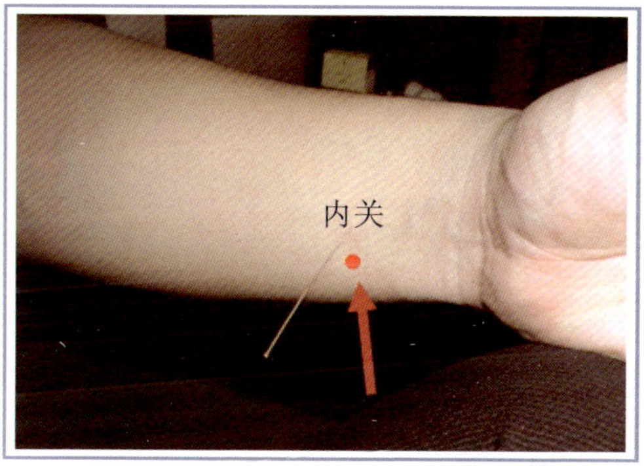

2. 多发性大动脉炎（无脉症）

病因病机：湿热内蕴，脉道不利。

治则：清热利湿，活血通脉。

选穴：

上肢：内关、太渊、尺泽、合谷、通里、肩井。

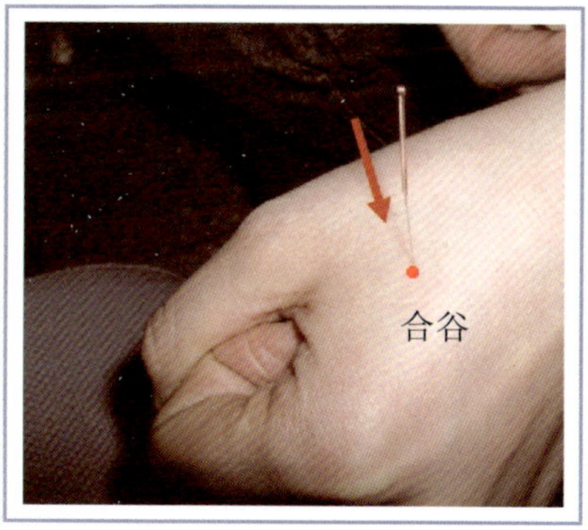

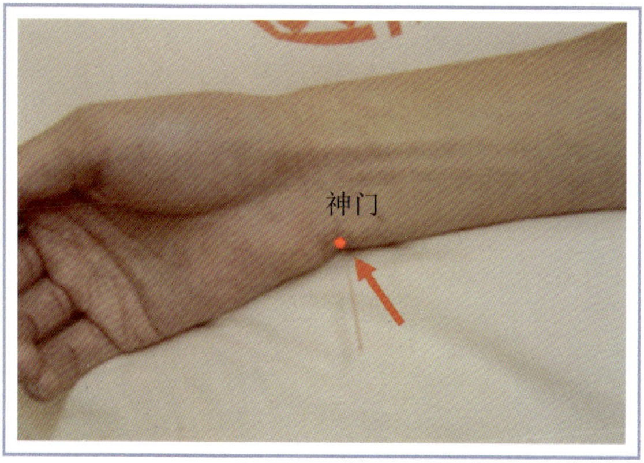

下肢：足三里、太溪、三阴交、血海、委中。

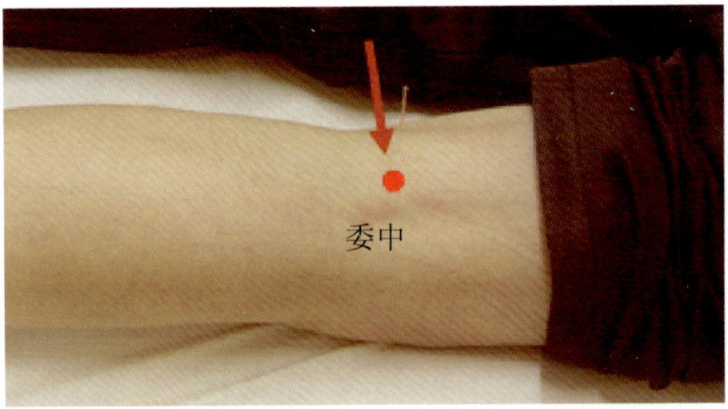

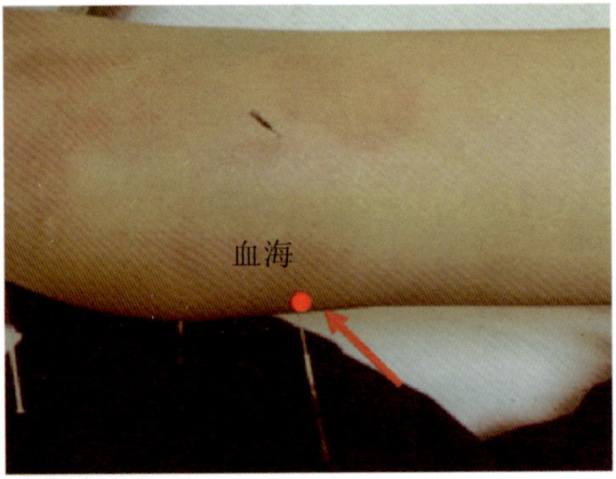

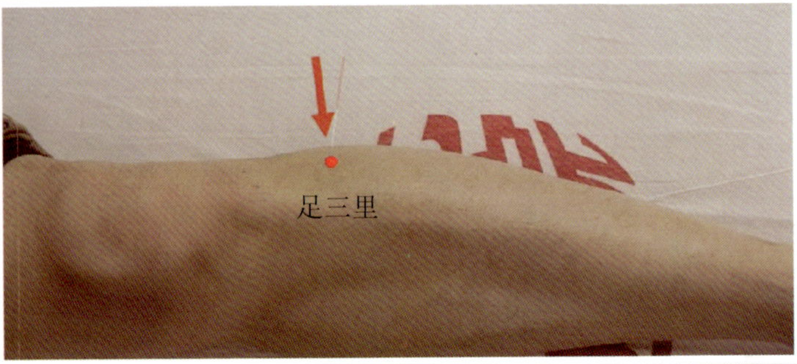

五、消化系统疾病

1.急性胃肠炎

病因病机：脾失健运，升降失司。

治则：温化寒湿，行气化滞。

选穴：足三里、内关、中脘、脾俞。

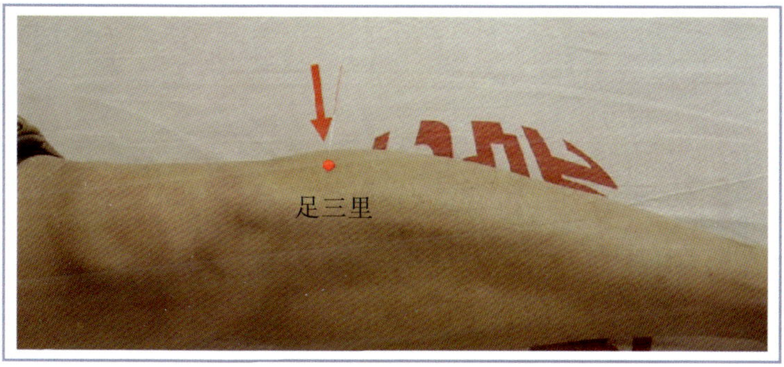

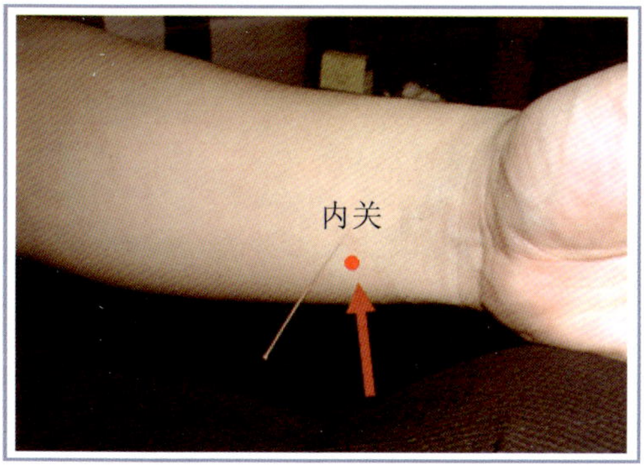

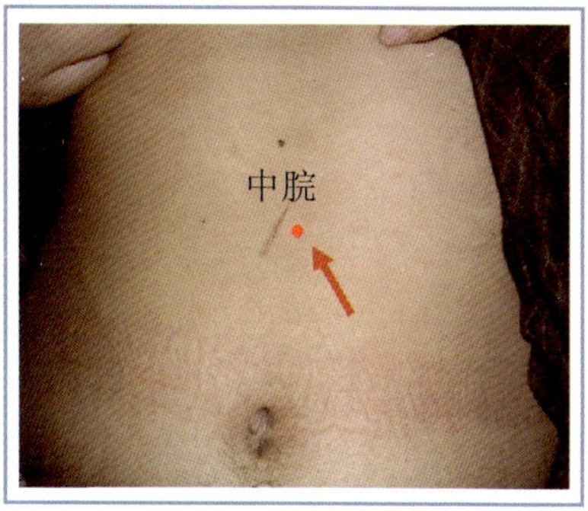

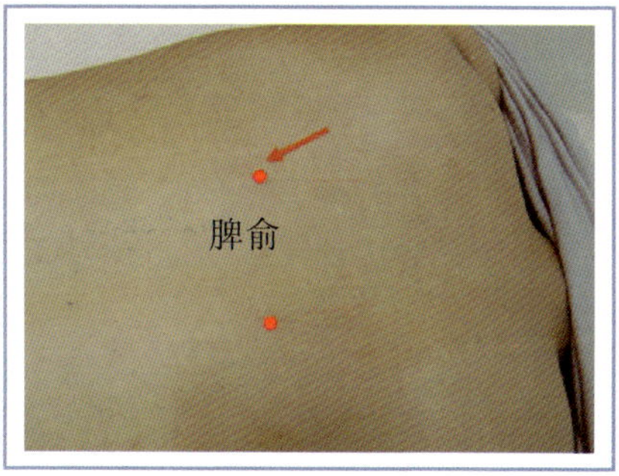

2. 急性胃痉挛

病因病机：饮食积滞，寒积胃肠。

治则：消食化滞，温中散寒。

选穴：足三里、中脘、内关。

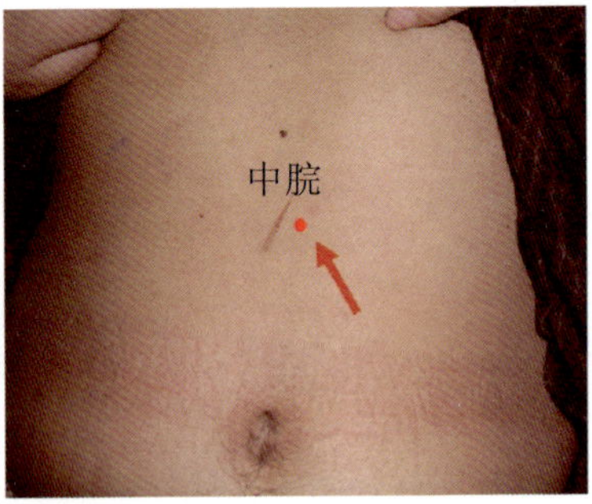

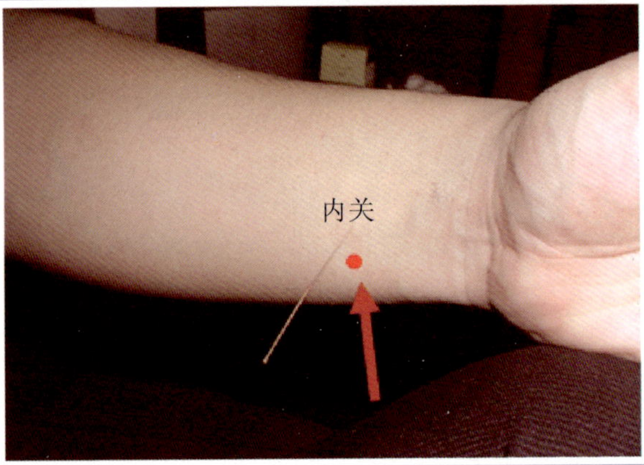

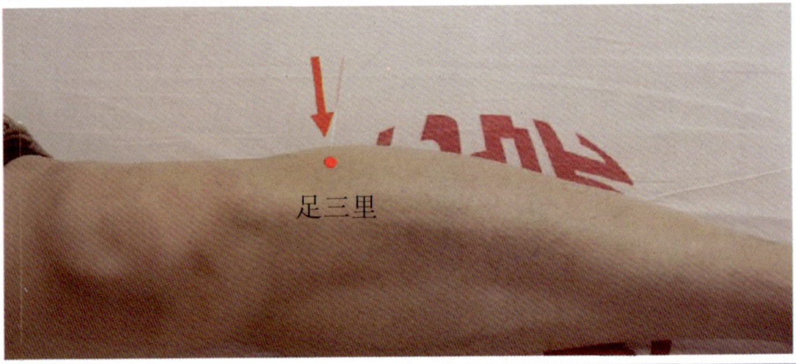

3. 胃下垂

病因病机：脾虚气陷，脏器不固。

治则：健脾益气，升阳固托。

选穴：巨阙、梁门、胃俞、关元、气海、中脘、足三里。

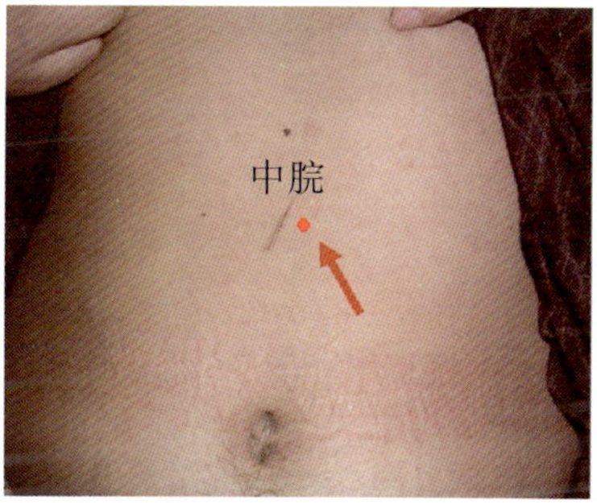

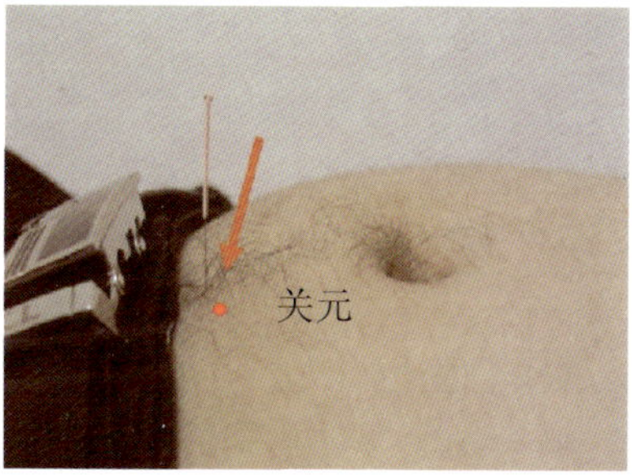

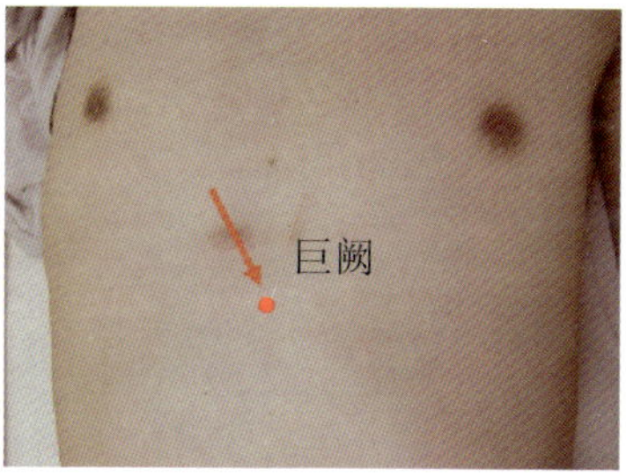

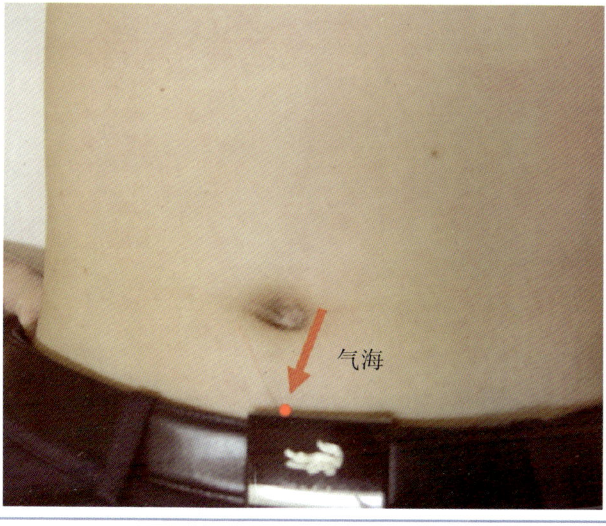

4. 胃肠神经官能症

病因病机：肝气郁滞，肝脾不和。

治则：抑肝扶脾，理气化郁。

选穴：中脘、天枢、足三里、上巨虚。

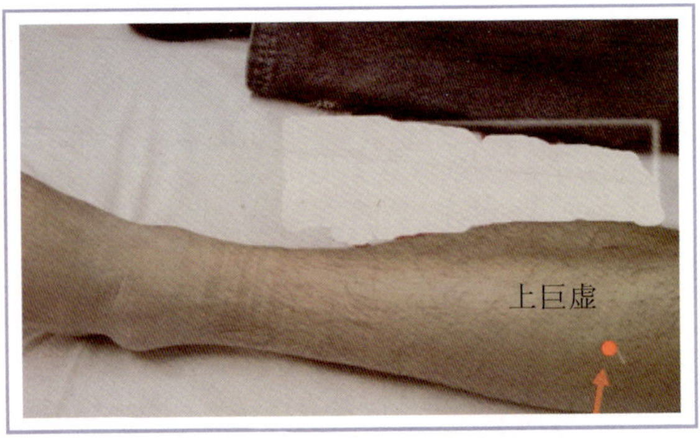

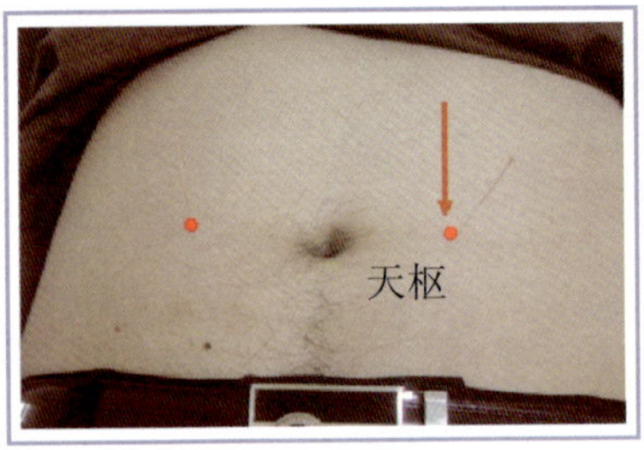

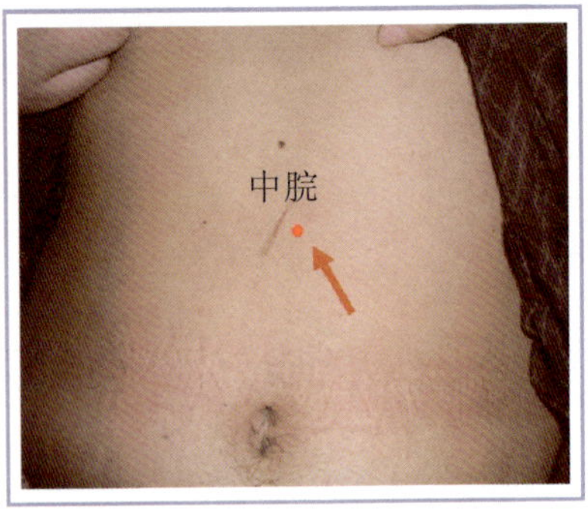

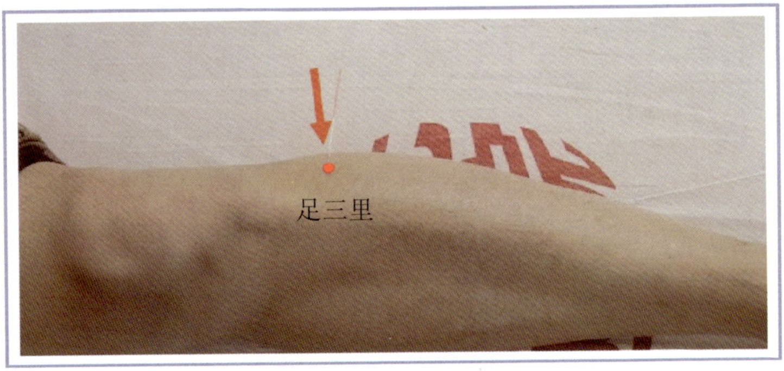

5. 慢性腹泻（溃疡性结肠炎）

病因病机：脾气亏虚，收摄无力。

治则：健脾化湿，益气固摄。

选穴：长强、阴陵泉、天枢、足三里、三阴交。

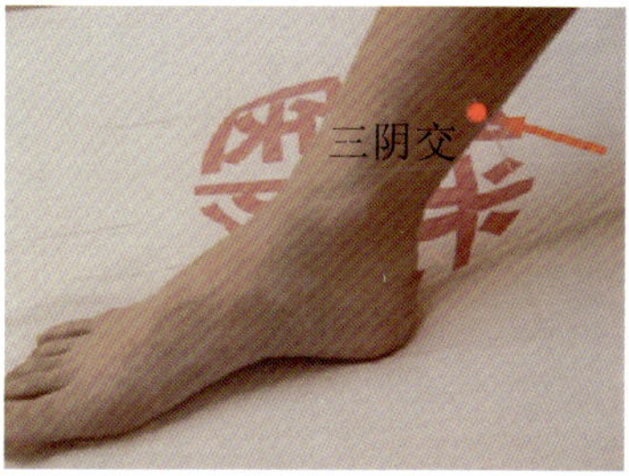

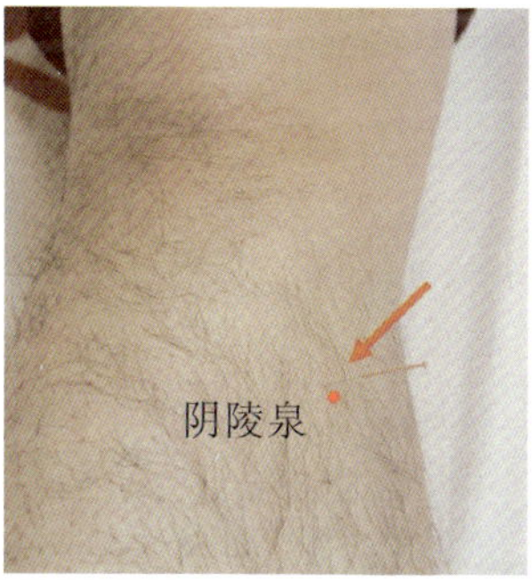

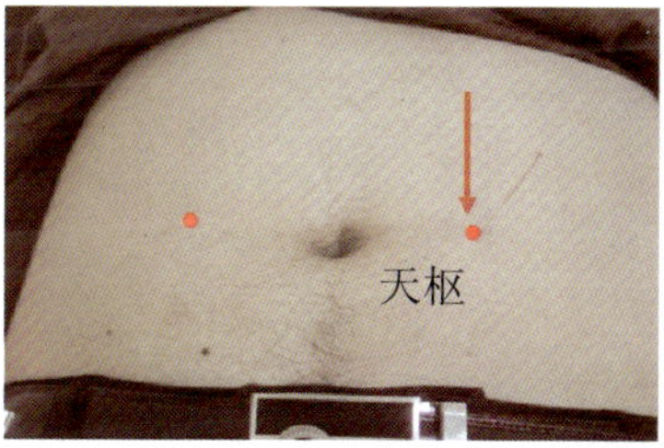

6. 呃逆

病因病机：肝失条达，气机郁滞。

治则：疏肝和胃，降逆宽中。

选穴：内关、天突、膻中、胃俞、膈俞。

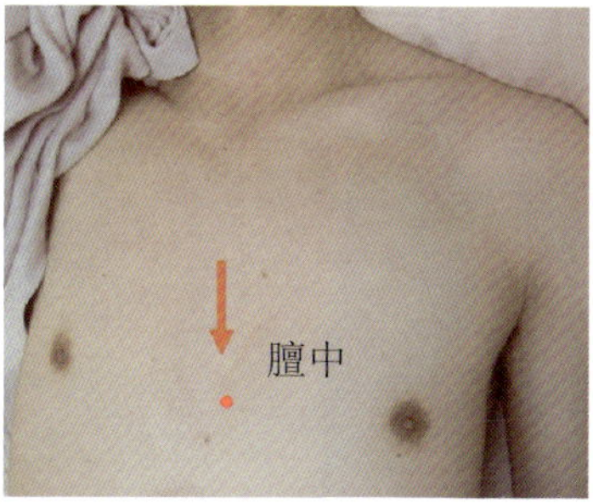

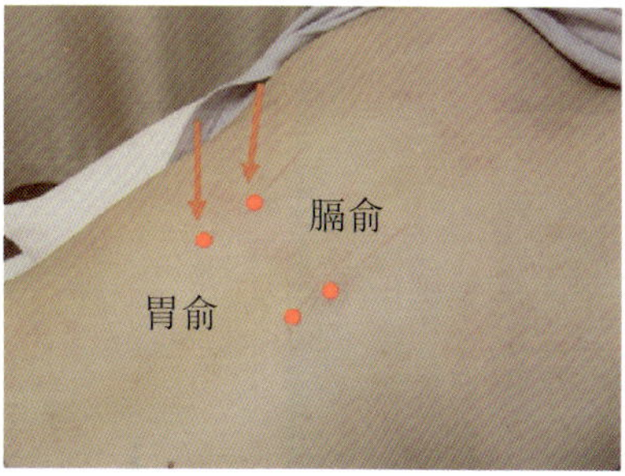

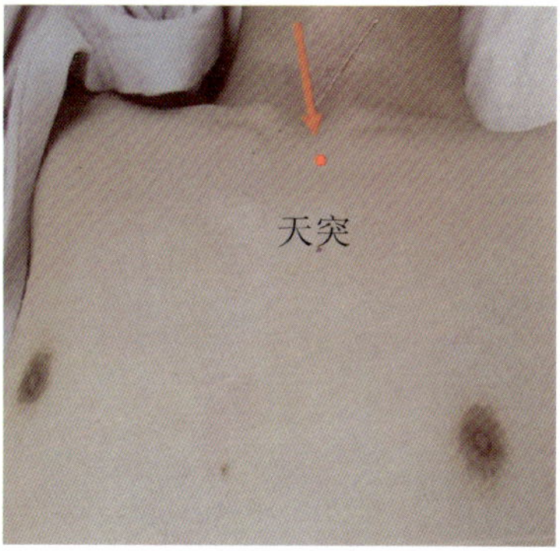

7. 急性胆囊炎

病因病机：湿热蕴结，胆失疏泄。

治则：清热利湿，疏肝利胆。

选穴：曲池、胆囊穴、日月、胆俞、阳陵泉。

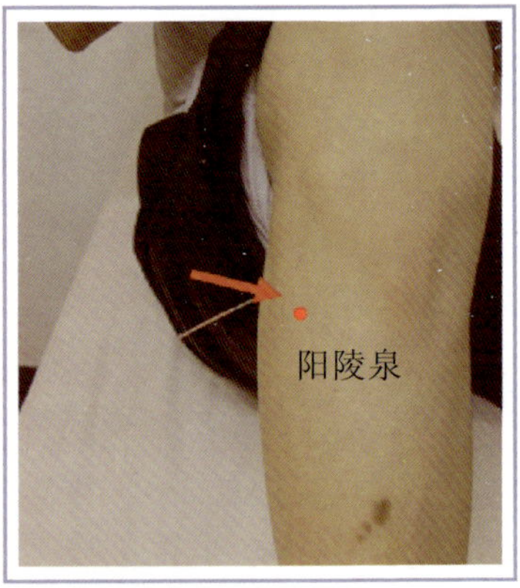

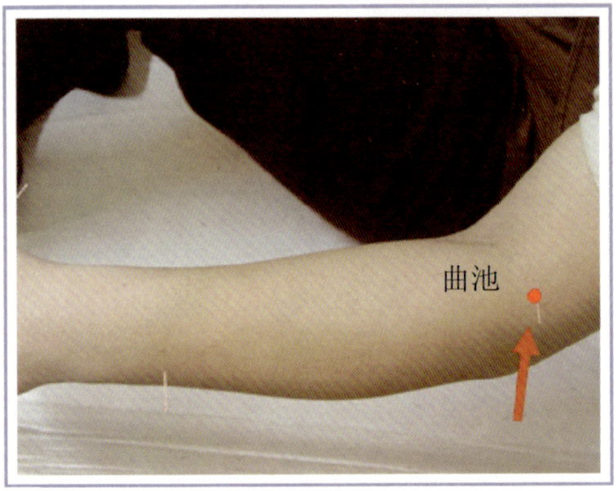

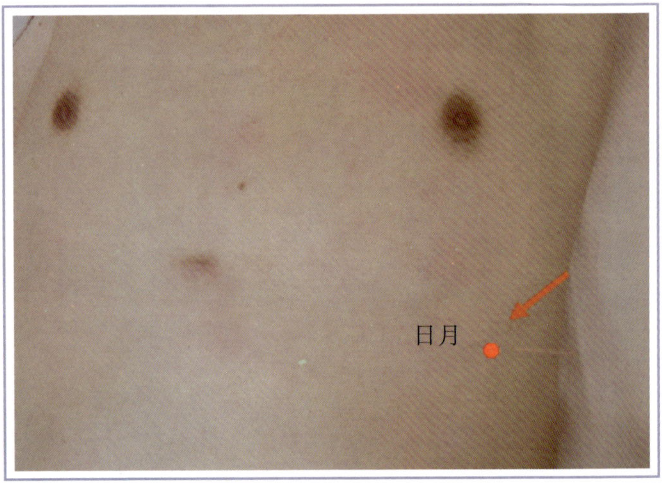

8. 急性胰腺炎

病因病机：湿热蕴结，中焦气滞。

治则：清利湿热，健脾和中。

选穴：内关、足三里、阳陵泉、地机、中脘、委中。

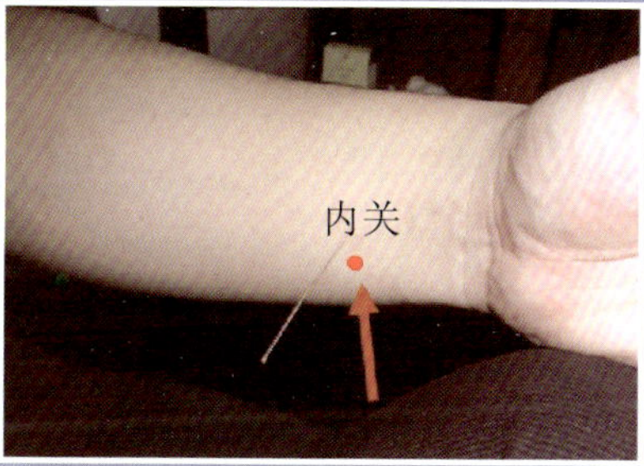

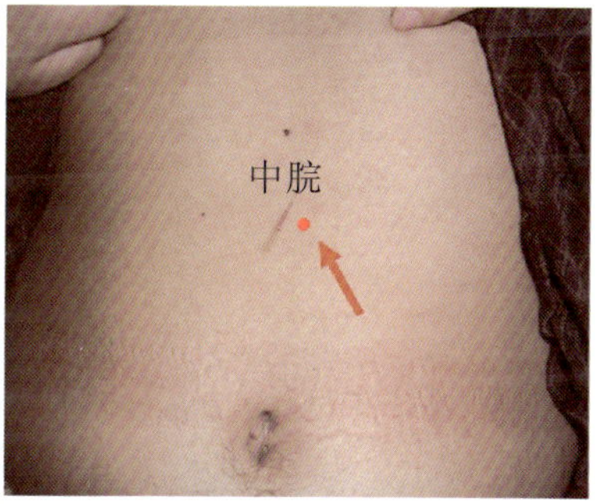

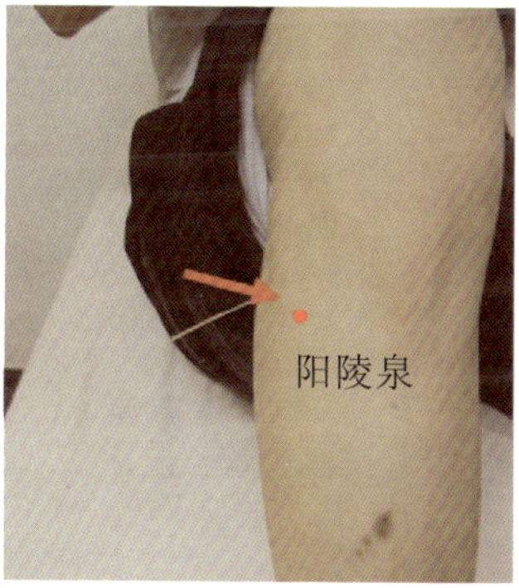

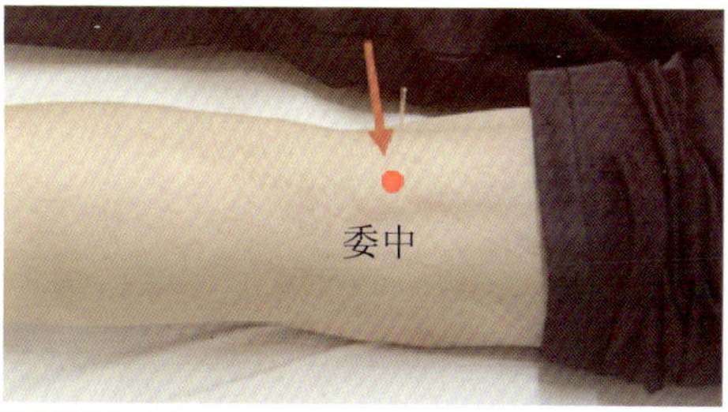

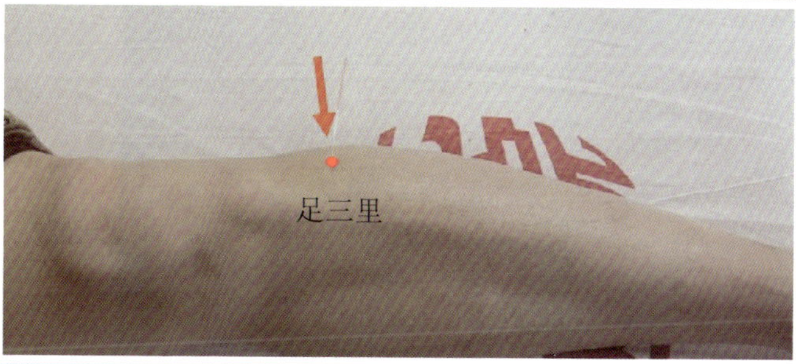

六、造血系统疾病

1. 再生障碍性贫血

病因病机：禀赋不足，脾胃虚弱。

治则：健脾益胃，补气养血。

选穴：灸足三里、膏肓、膈俞、大椎、血海。

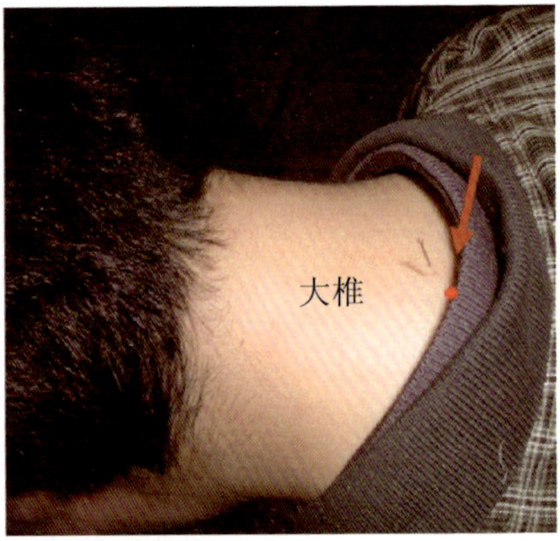

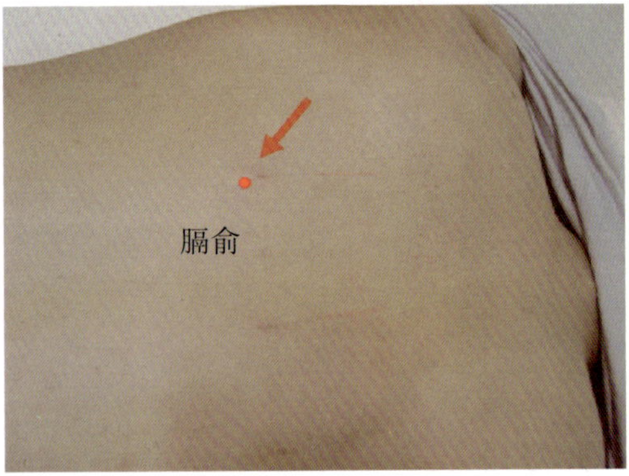

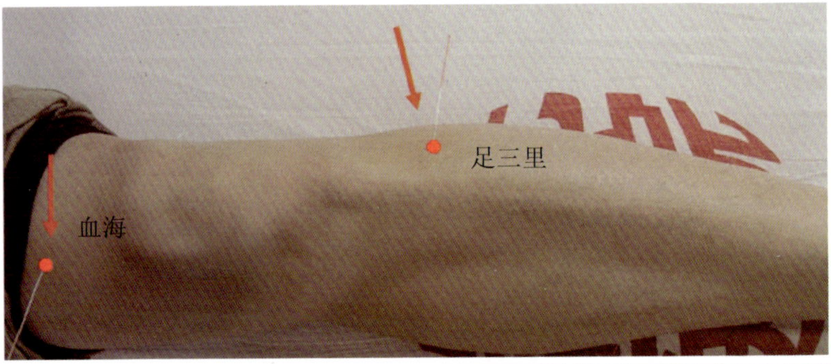

七、泌尿与生殖系统疾病

1. 尿潴留

病因病机：气虚血瘀，气化无力。

治则：益气活血，利尿通淋。

选穴：阴陵泉、中极、三阴交、关元、足三里、丰隆。

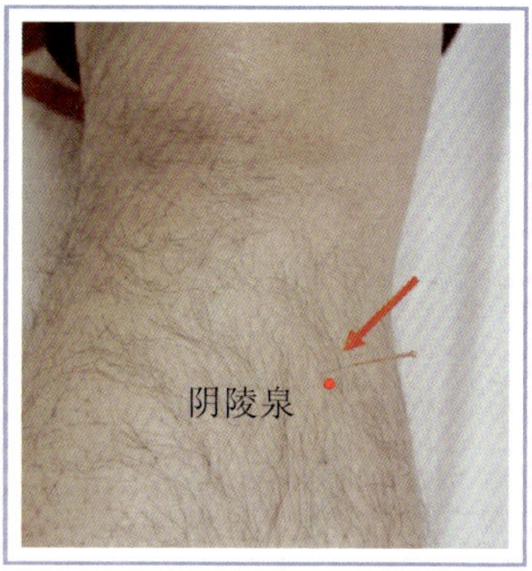

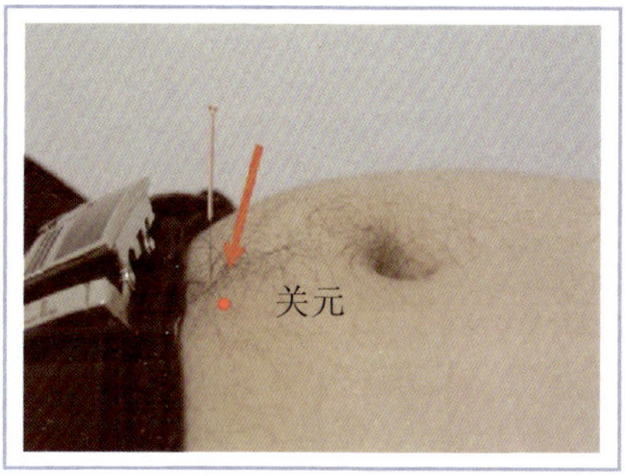

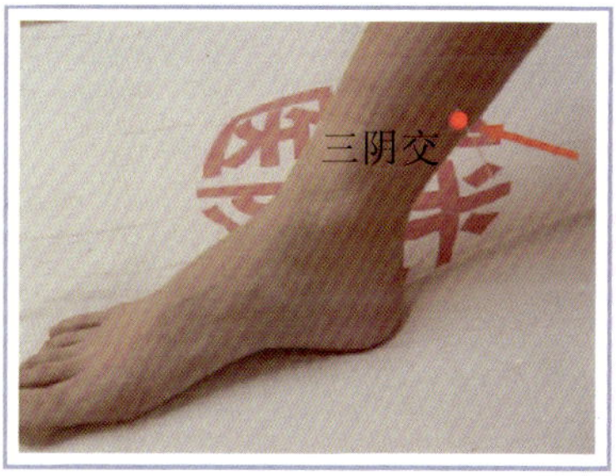

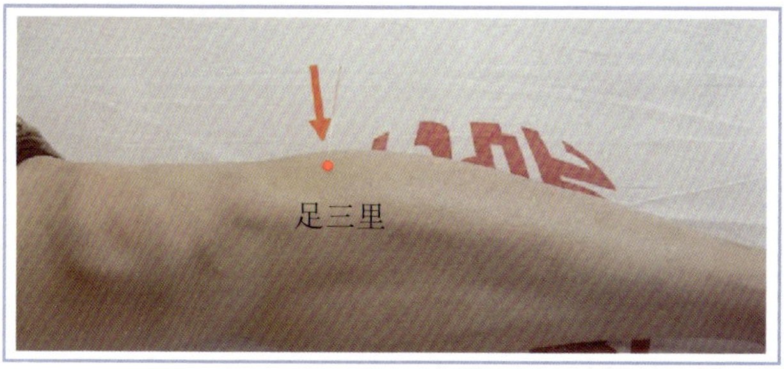

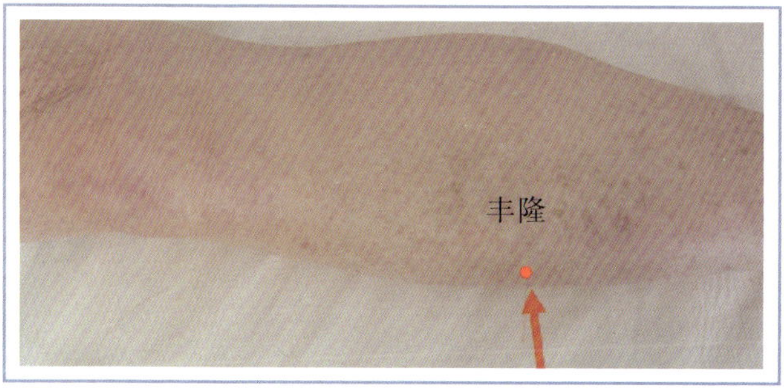

八、内分泌系统与代谢疾病

1. 痛风

病因病机：湿热内蕴，瘀血凝滞。

治则：清热利湿，活血化瘀。

选穴：局部阿是穴、太冲、阴陵泉、太溪、足三里。

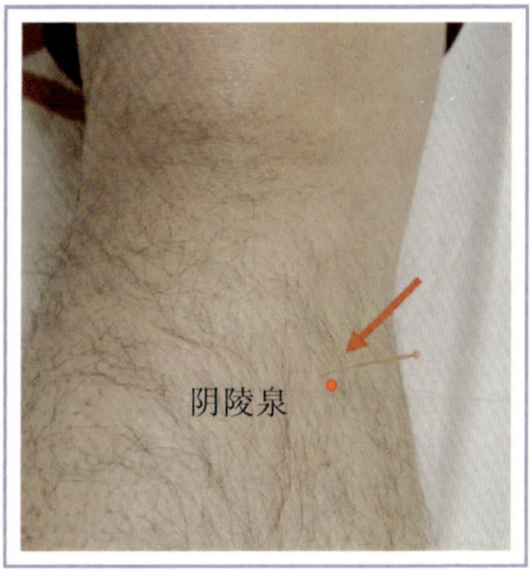

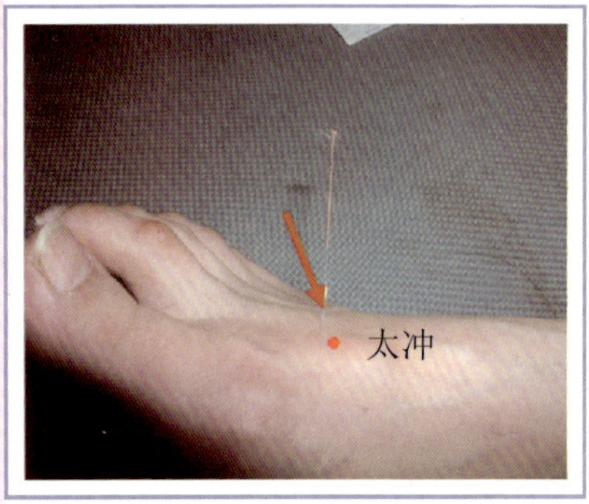

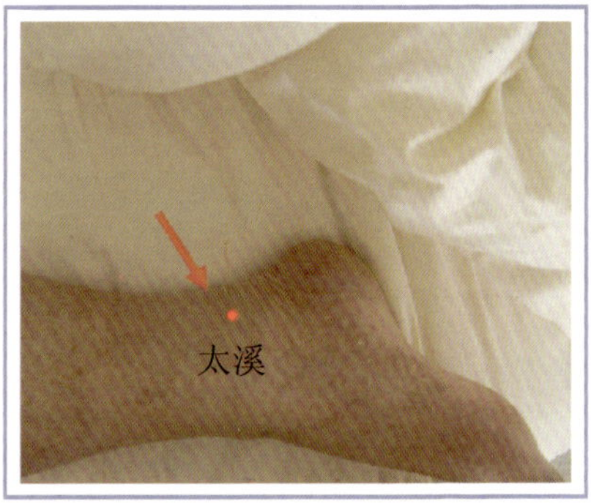

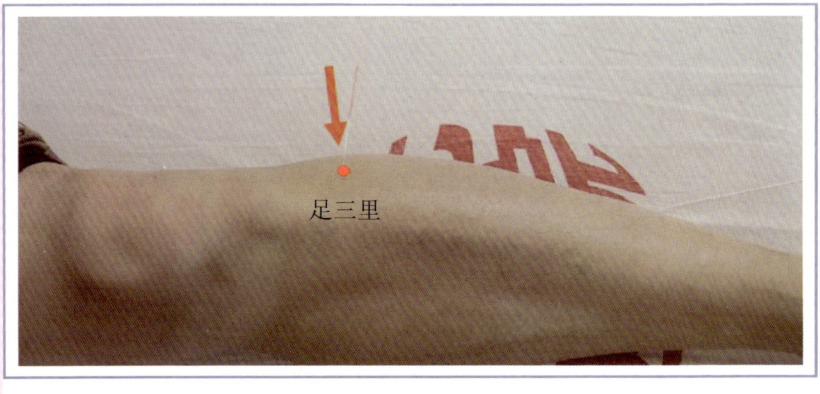

2. 单纯性肥胖

病因病机：脾失健运，痰湿内生。

治则：祛湿化痰，疏利脏腑。

选穴：中脘、内关、阴陵泉、足三里、梁丘、丰隆、上巨虚、脾俞、胃俞。

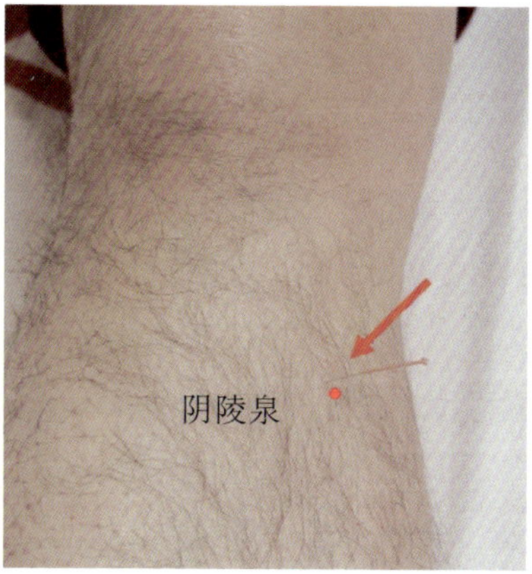

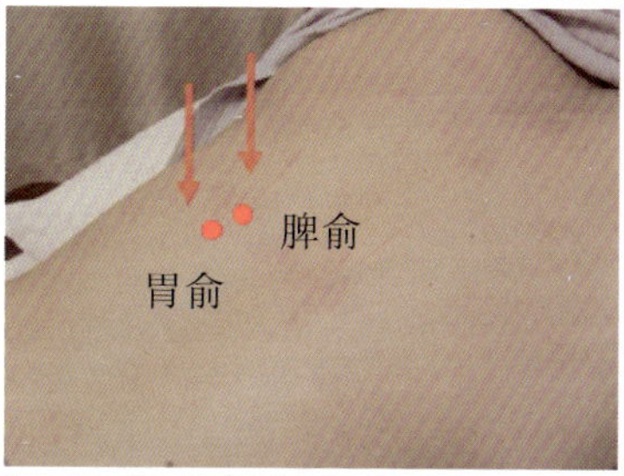

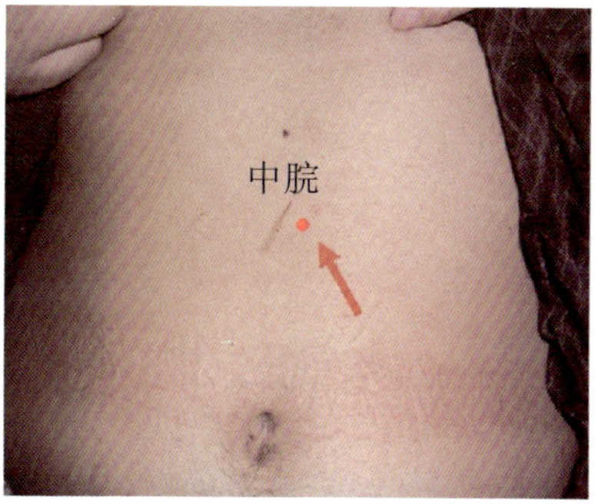

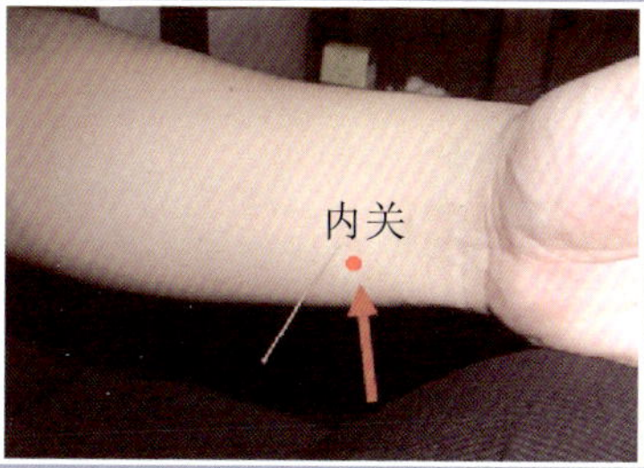

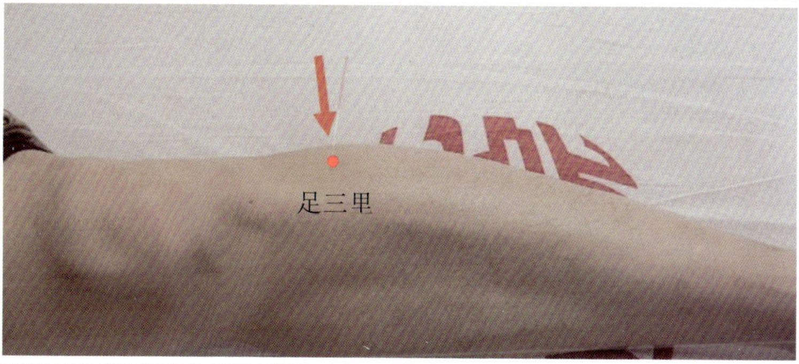

九、神经系统疾病

1. 坐骨神经痛

病因病机：气血凝滞，筋脉痹阻。

治则：活血化瘀，通络止痛。

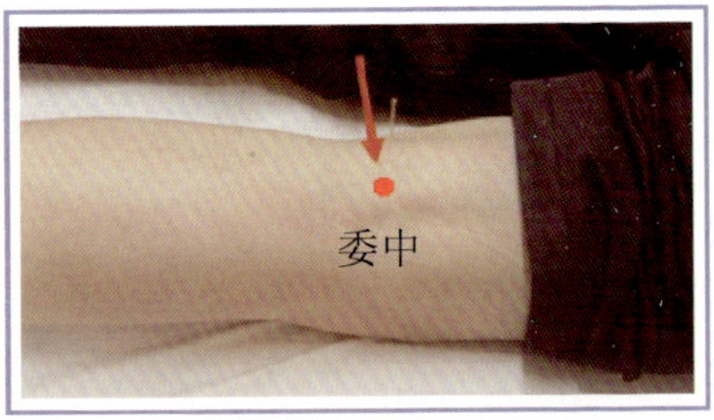

选穴：

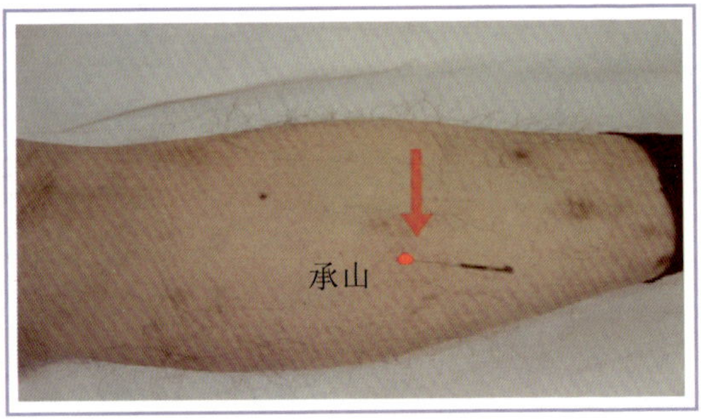

后侧（太阳经）：

秩边、承扶、委中、承山。

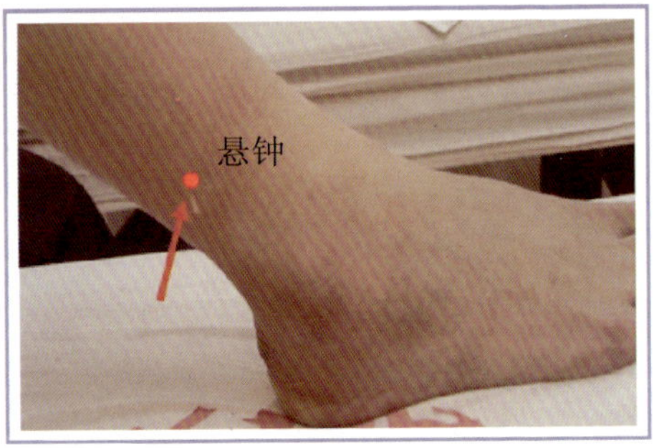

外侧（少阳经）：

环跳、阳陵泉、悬钟、风市。

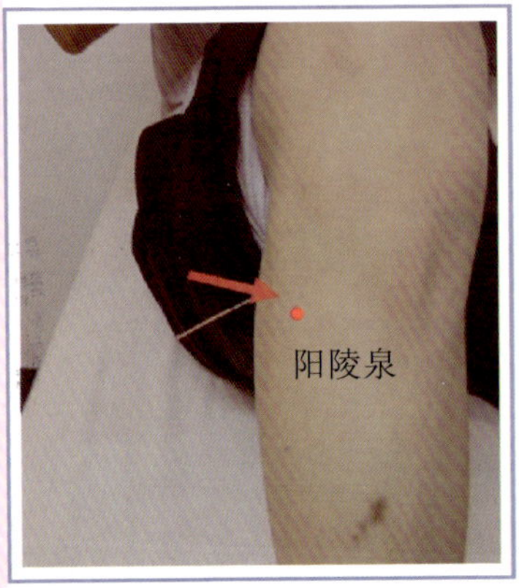

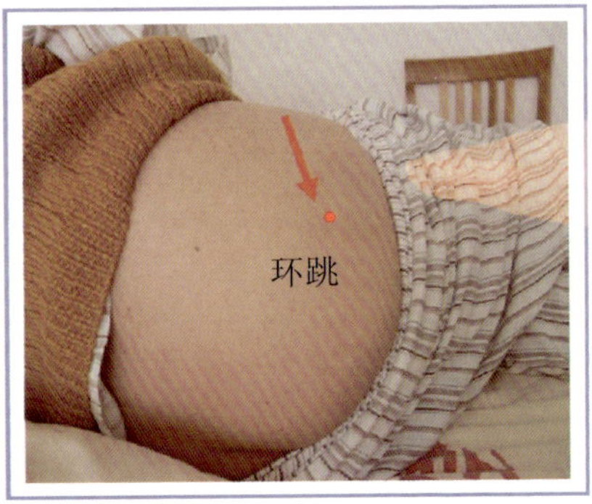

前侧（阳明经）：
髀关、足三里、伏兔、丰隆。

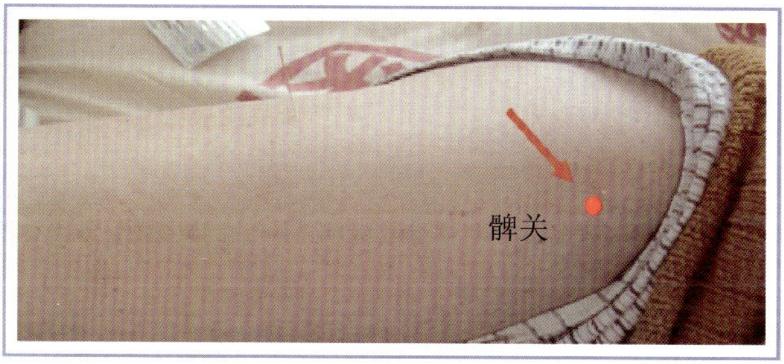

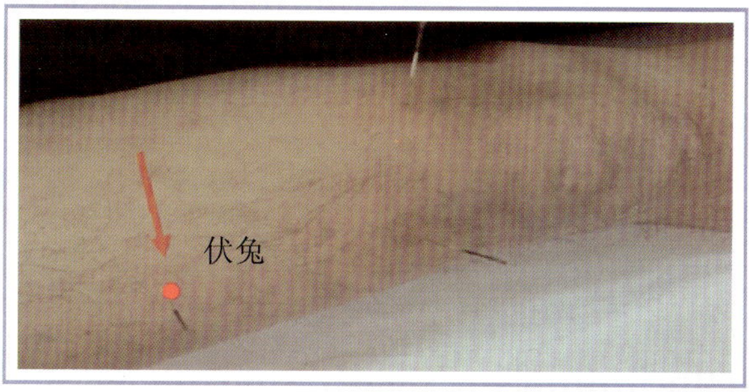

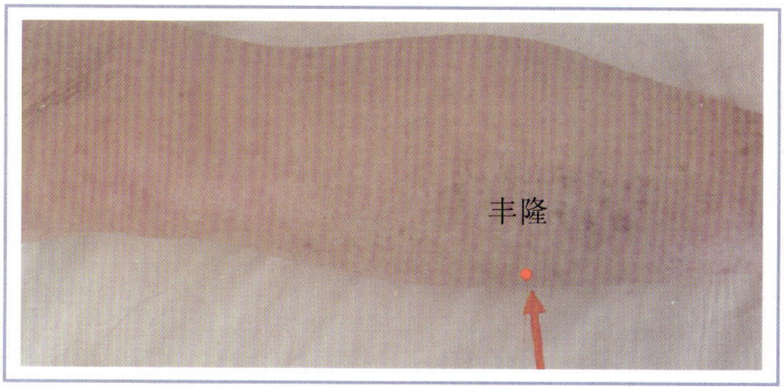

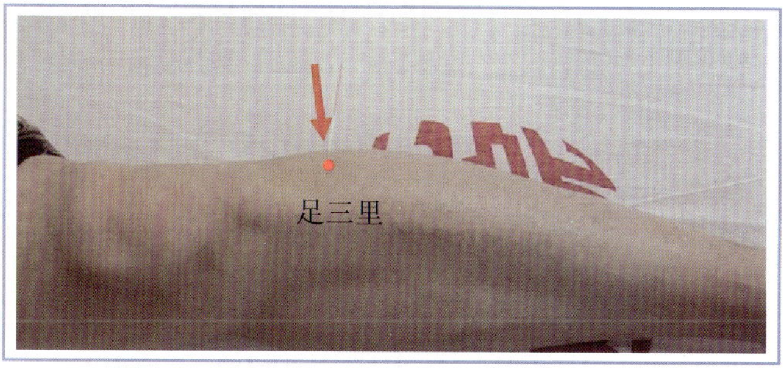

2. 面神经炎

病因病机：风邪阻滞，络脉空虚。

治则：祛风疏筋活络。

选穴：合谷、地仓、下关、颊车（或牵正）、夹承浆、夹人中、阳白、太阳。

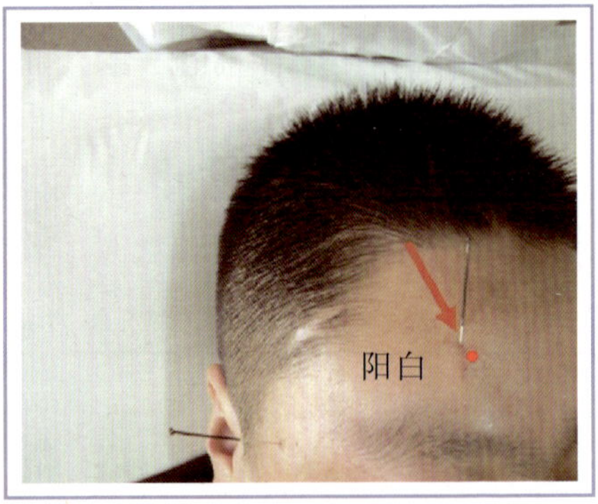

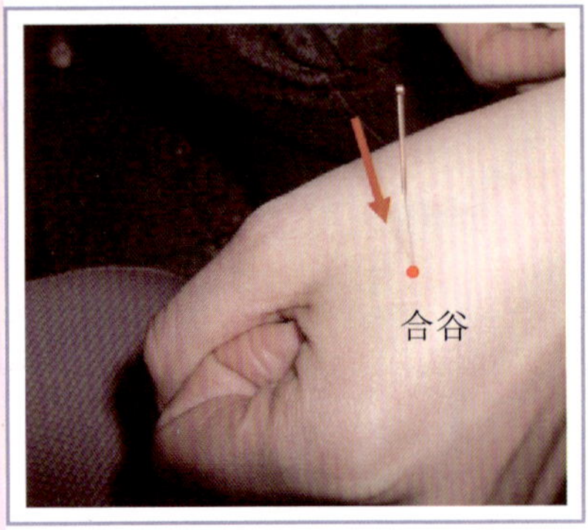

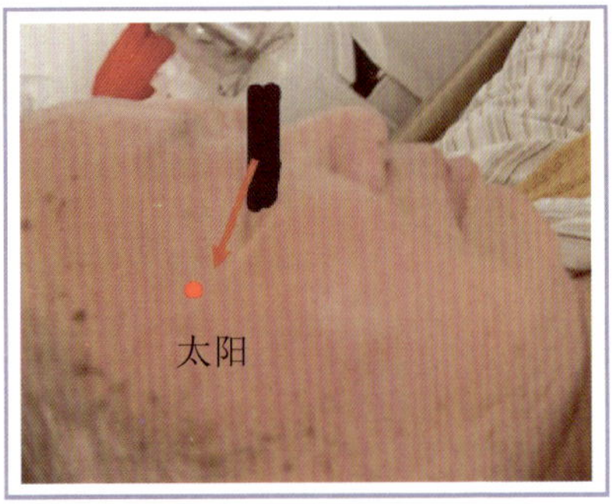

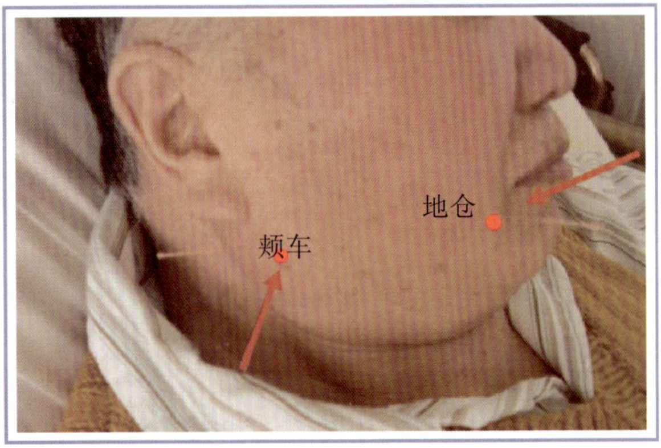

3.神经性头痛（偏头痛）

病因病机：气血逆乱，经络痹阻。

治则：疏筋通络，理气活血。

选穴：风池、列缺、合谷、太冲、率谷、头维、百会。

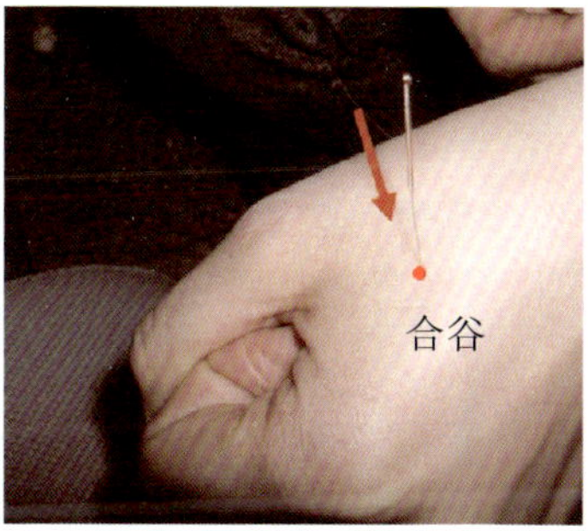

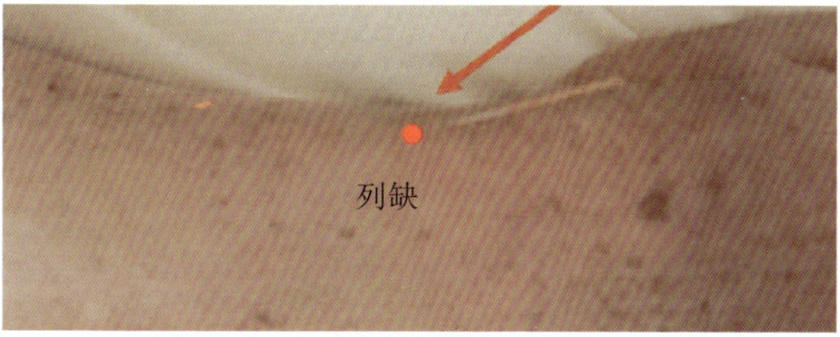

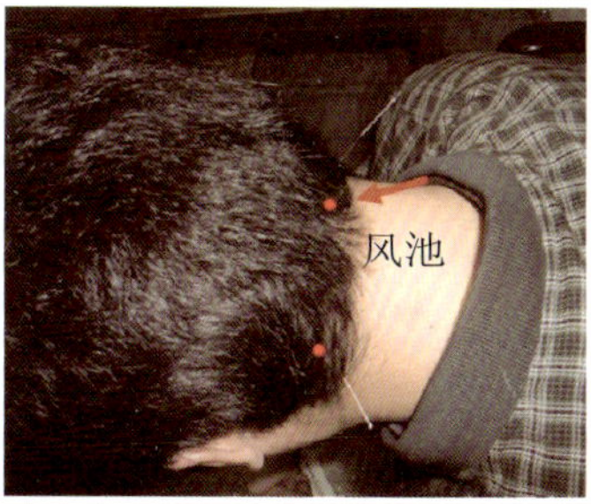

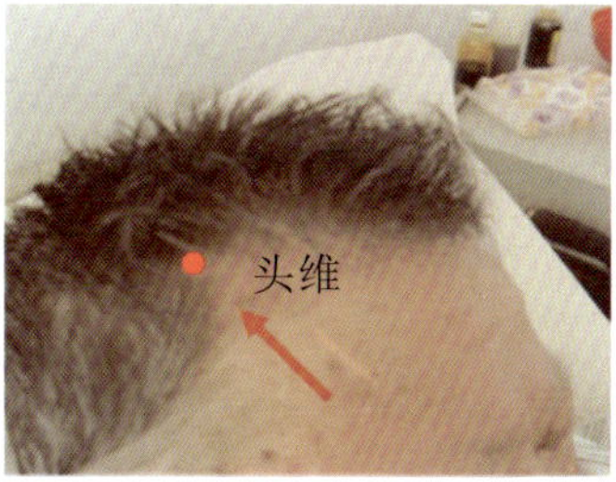

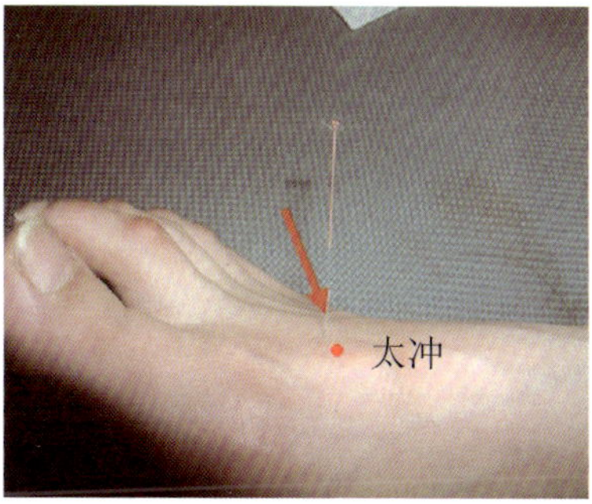

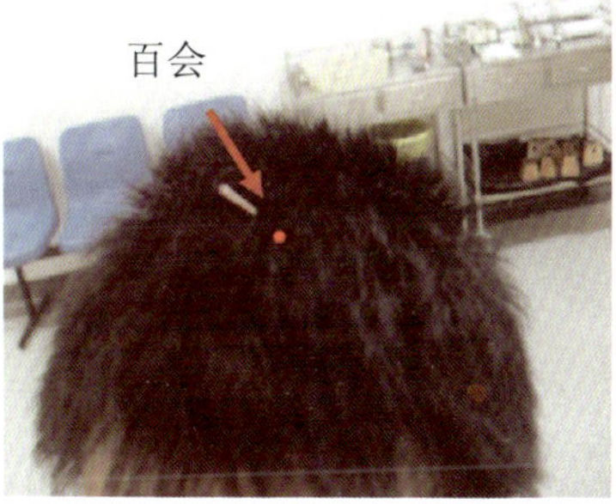

4. 股外侧皮神经炎

病因病机：寒湿凝滞，经络痹阻。

治则：温经散寒，通络止痛。

选穴：局部阿是穴、风市、髀关、伏兔。

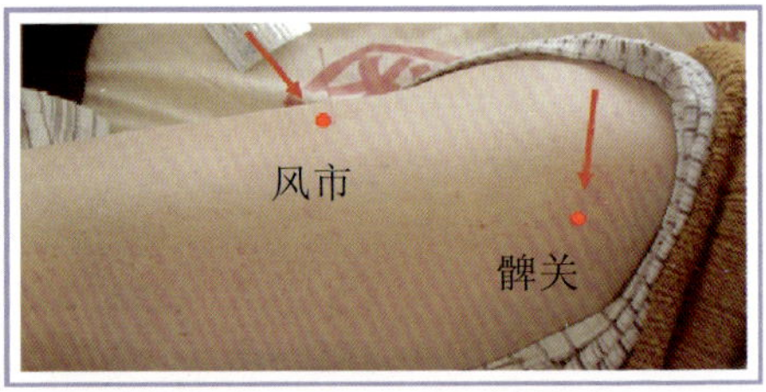

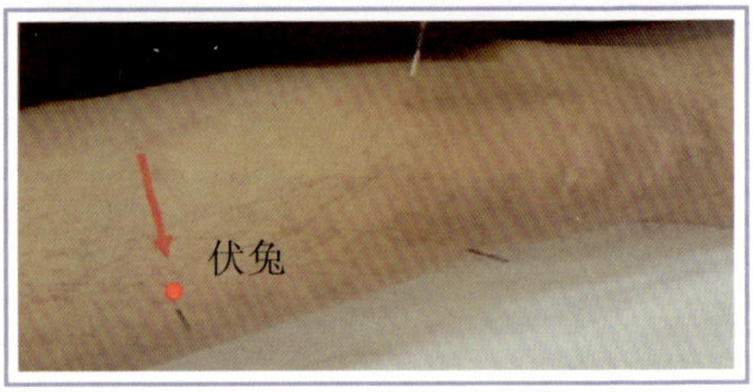

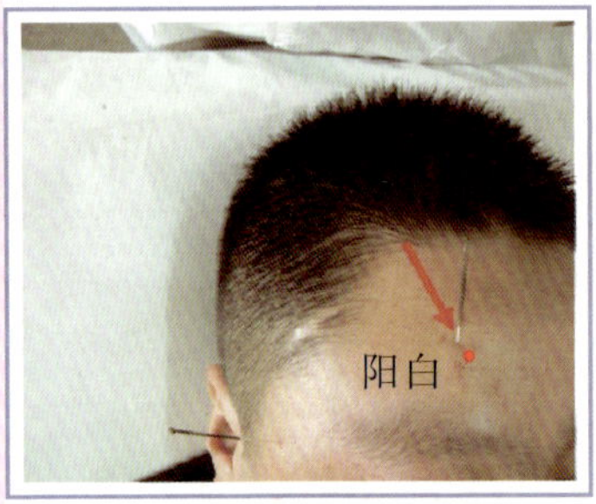

5. 眼睑下垂

病因病机：气血不足，气虚下陷。

治则：补益气血，固脱止陷。

选穴：足三里、睛明、阳白、丝竹空、鱼腰、太阳、合谷。

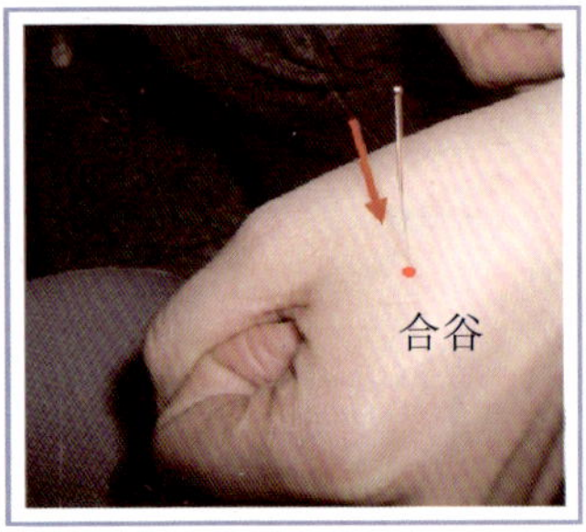

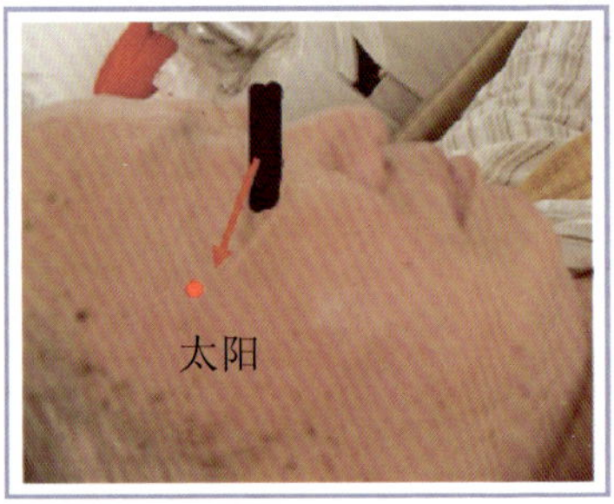

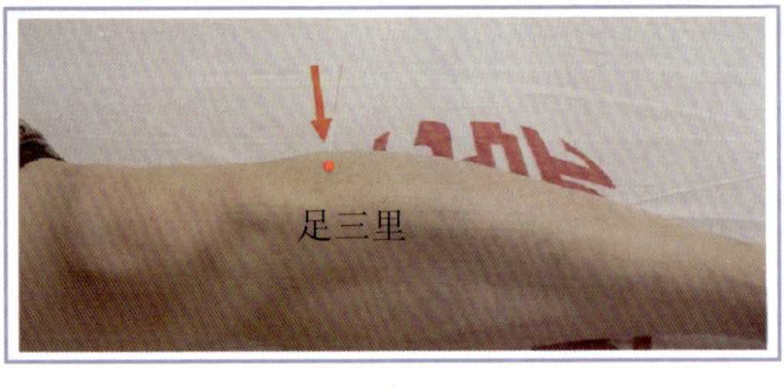

6. 中风后遗症（偏瘫）

病因病机：气血逆乱，筋脉痹阻。

治则：理气活血，疏通筋络。

选穴：

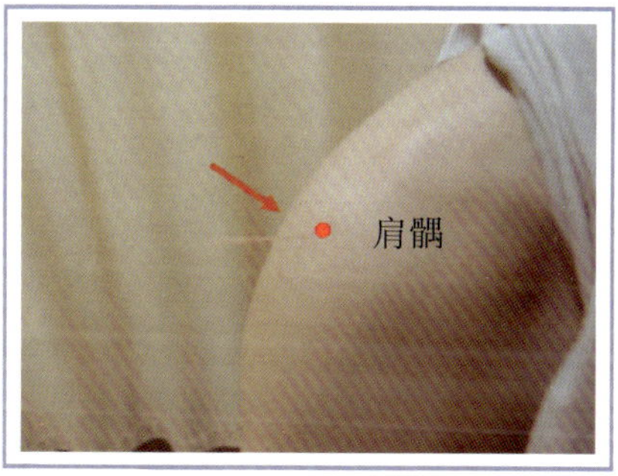

头针：颞三针、语言区、运动区。

上肢：肩髃、曲池、外关、合谷、手三里。

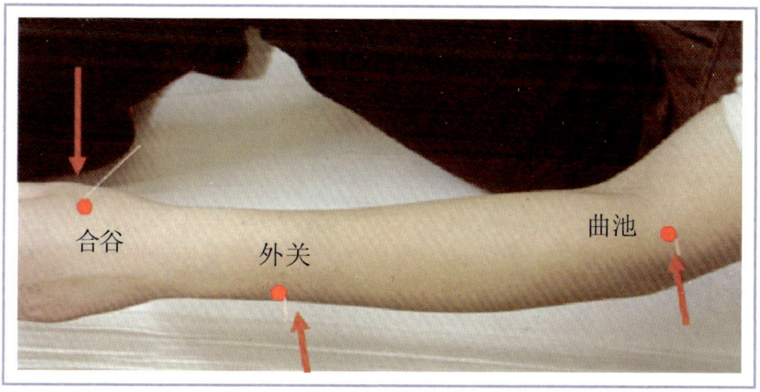

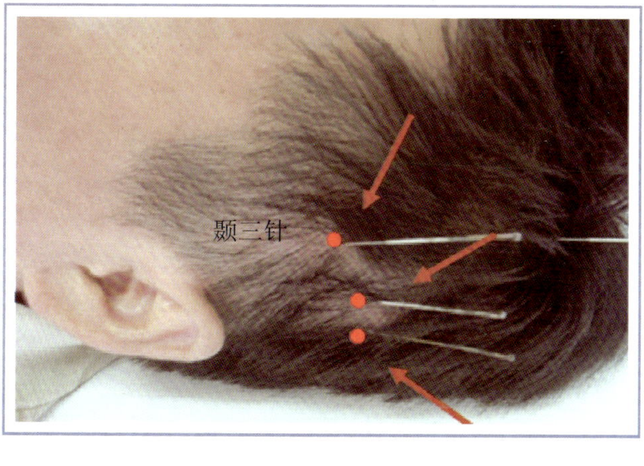

下肢：环跳、阳陵泉、足三里、解溪、委中、风市、太冲。

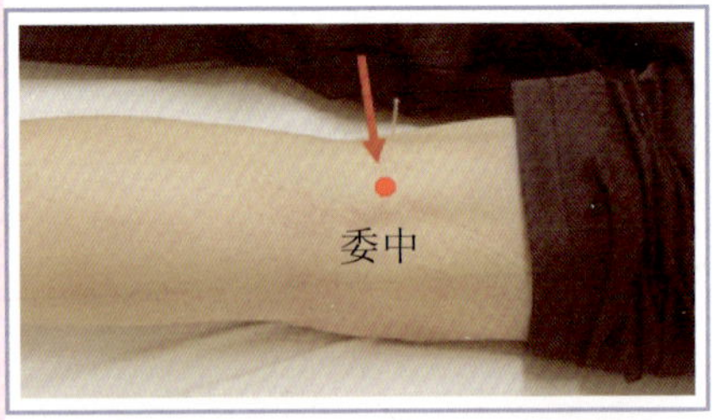

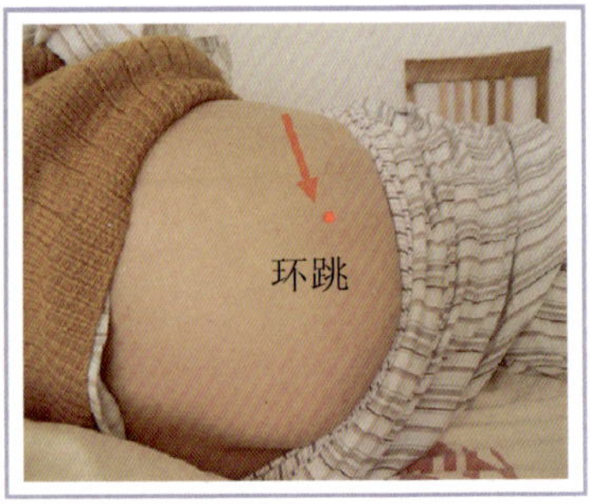

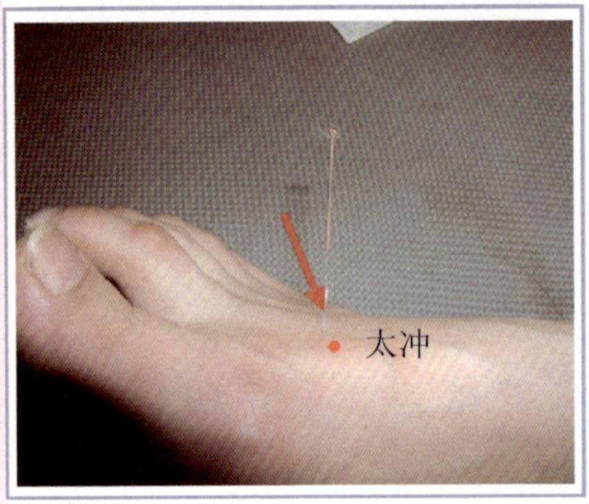

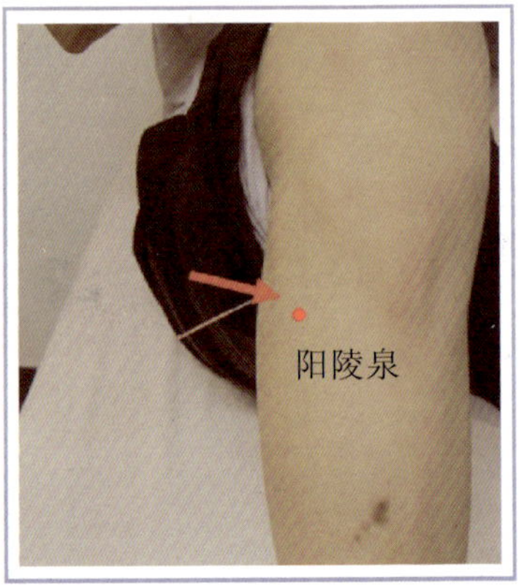

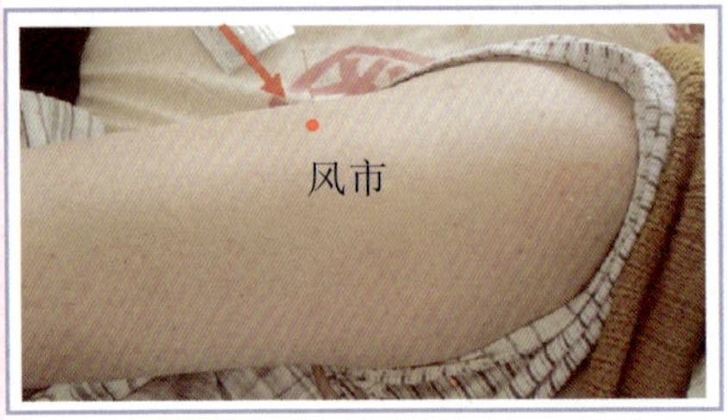

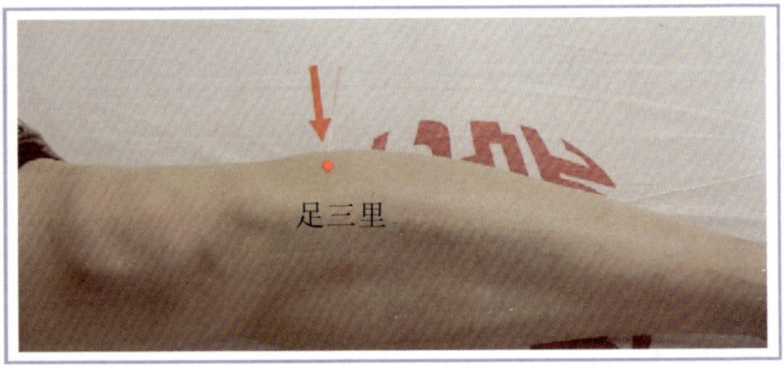

7. 脑瘫

病因病机：脑脉痹阻。

治则：通络开窍。

选穴：天柱、命门、肾俞。

上肢瘫：肩髃、曲池、合谷、外关、手三里。

下肢瘫：环跳、委中、风市、解溪、太冲、足三里、阳陵泉。

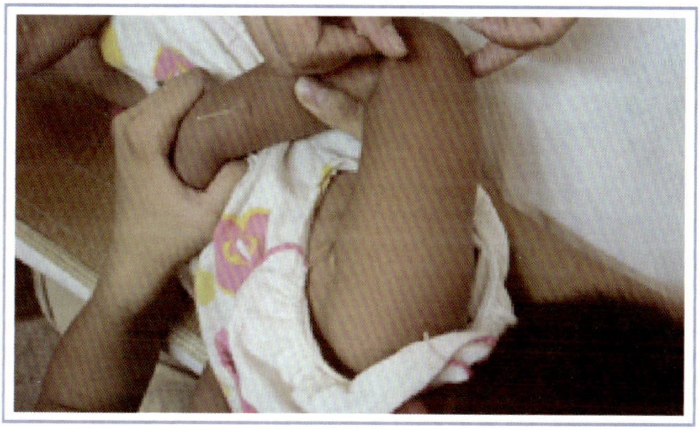

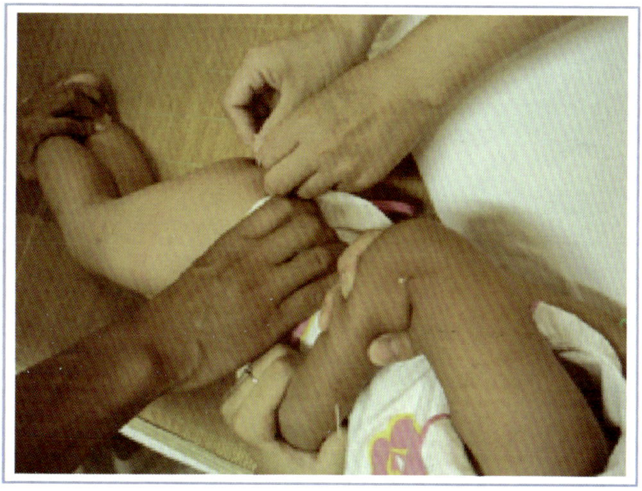

8. 小儿麻痹后遗症

病因病机：筋脉失养，肢体无力。

治则：益气活血，强筋壮骨。

选穴：大椎、身柱、命门、血海、委中、关元、足三里。

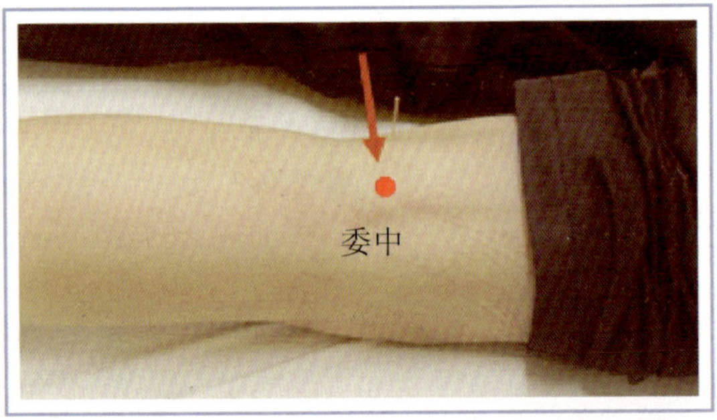

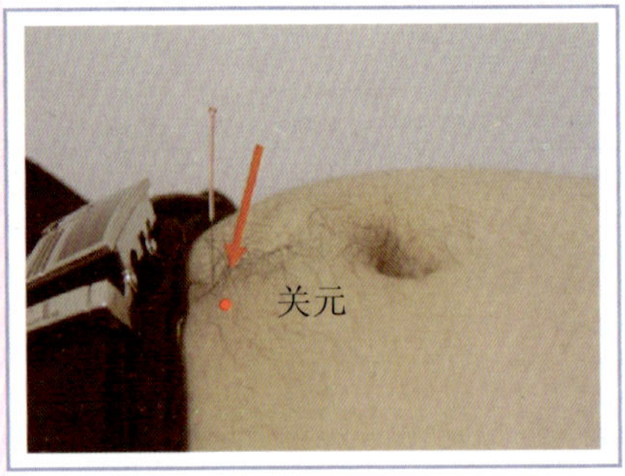

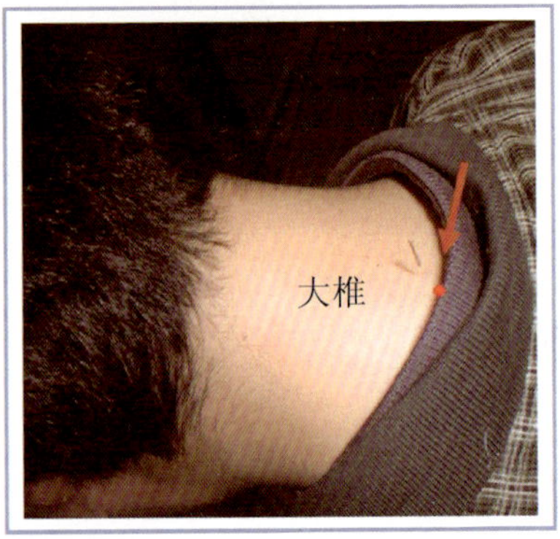

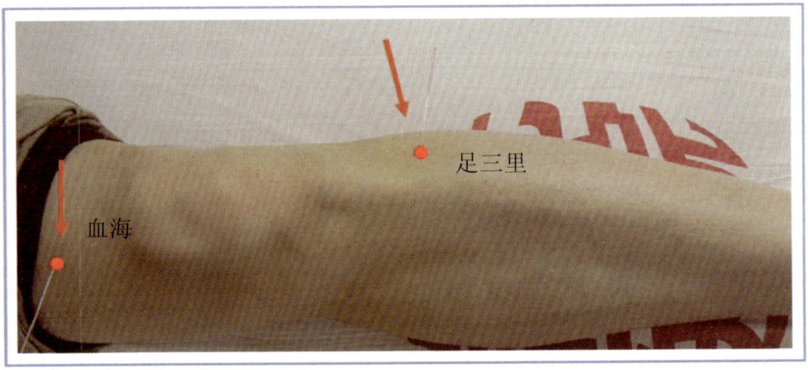

9. 三叉神经痛

病因病机：虚火上炎，气血阻滞。

治则：活血理气，平肝潜阳。

选穴：下关、太阳、攒竹、听宫、合谷、太冲、颧髎、夹承浆。眼支加鱼腰，上颌支加四白，下颌支加地仓。

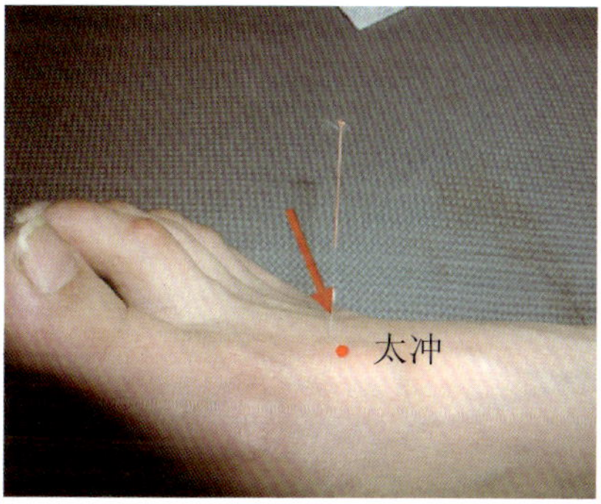

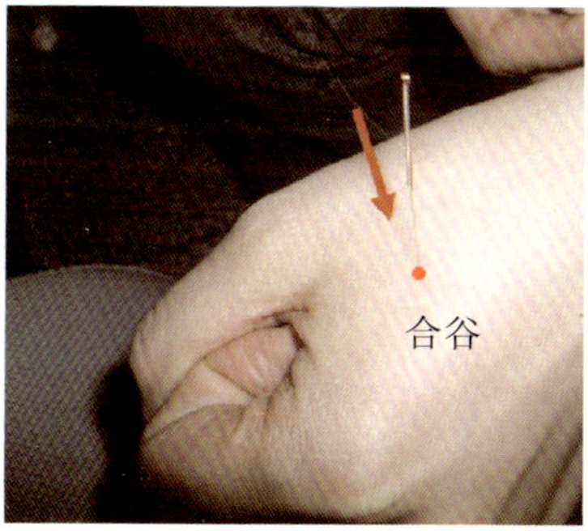

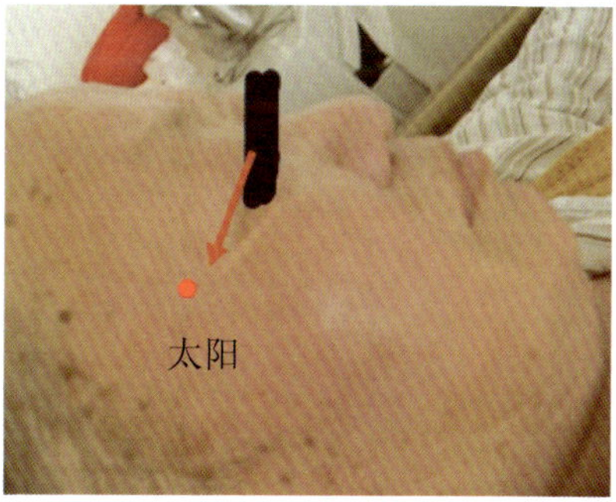

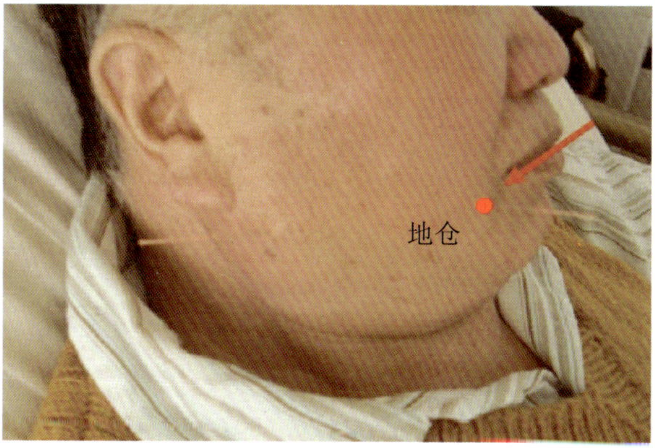

10. 多发性神经炎（急性感染性多发性神经炎）

病因病机：经络痹阻，肌肉失养。

治则：疏筋通络，益气养血。

选穴：大椎、身柱、脾俞、胃俞、膈俞、肝俞、肾俞。

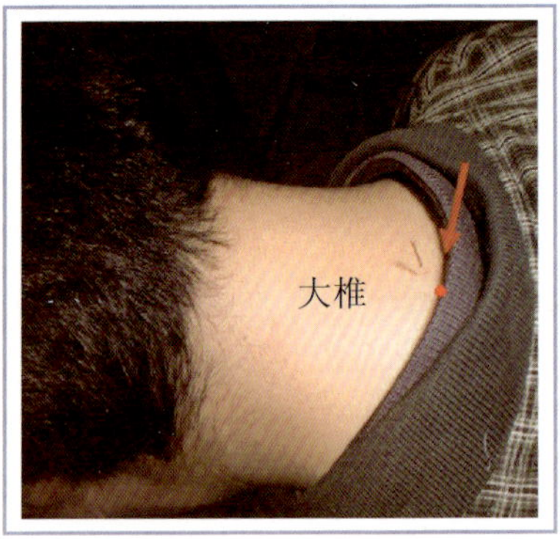

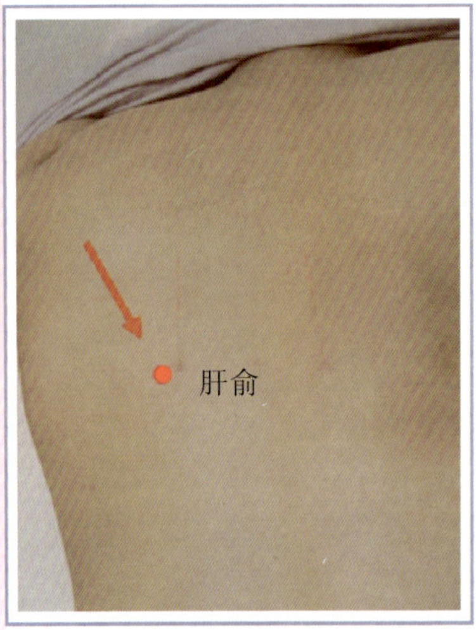

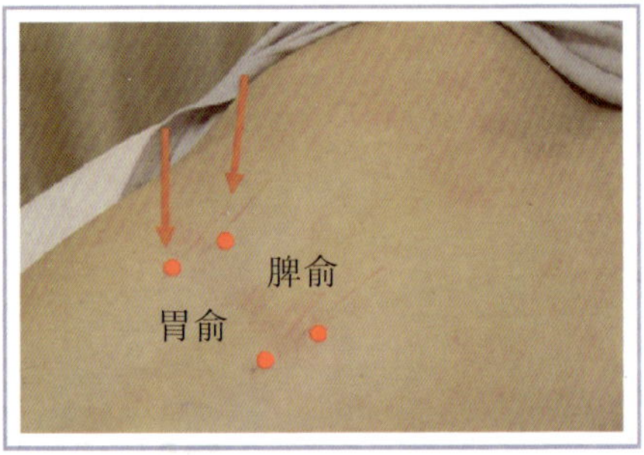

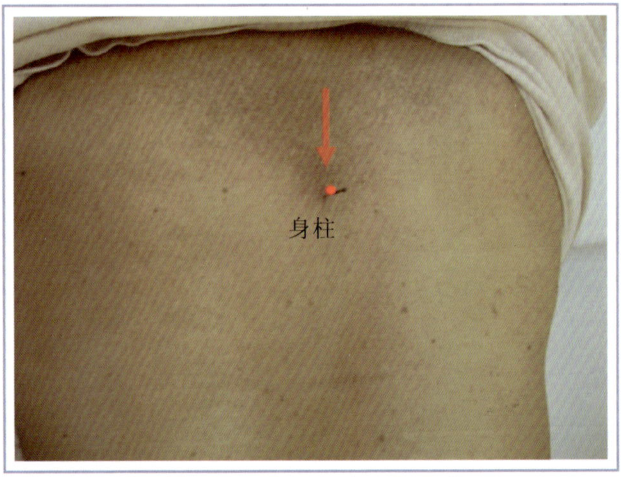

上肢：手三里、合谷、肩髃、曲池。

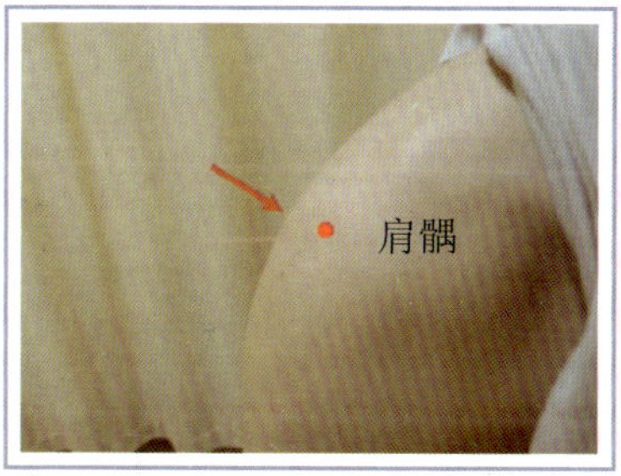

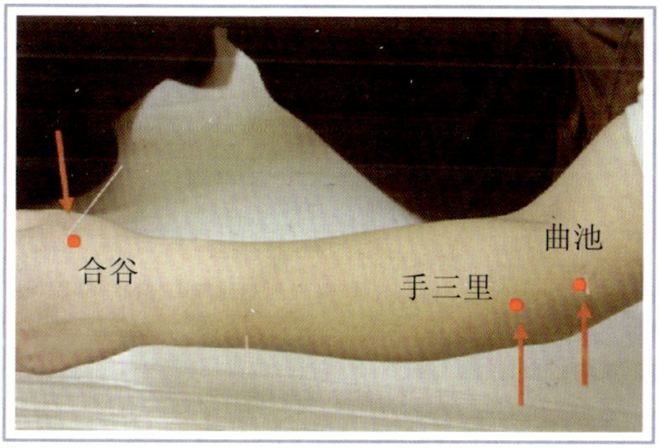

下肢：肾俞、大肠俞、环跳、足三里、阳陵泉。

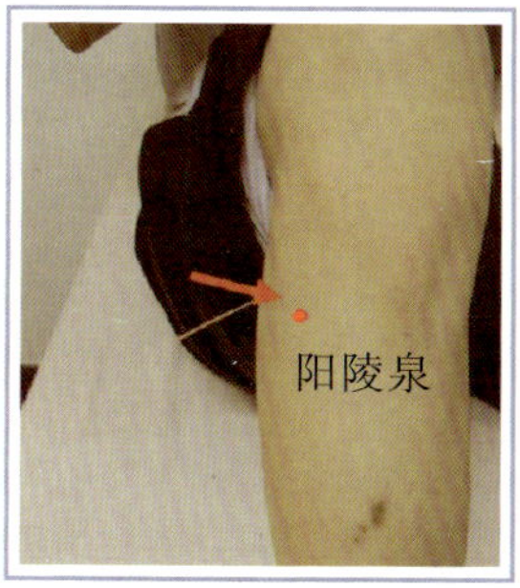

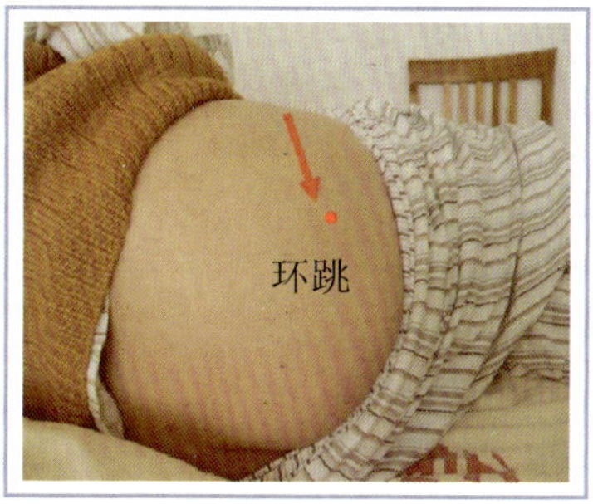

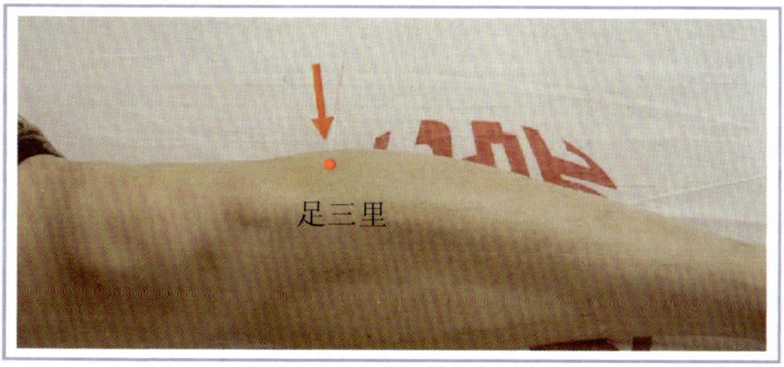

11. 脊髓炎

病因病机：筋失所养，筋脉弛缓。

治则：补益肝肾，强筋壮骨。

选穴：大椎、华佗夹脊穴。

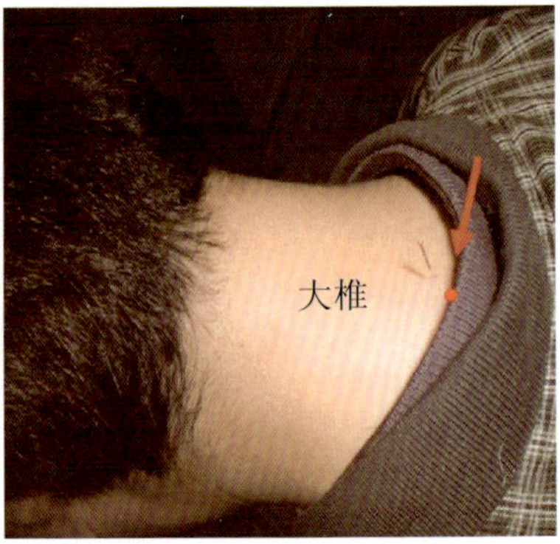

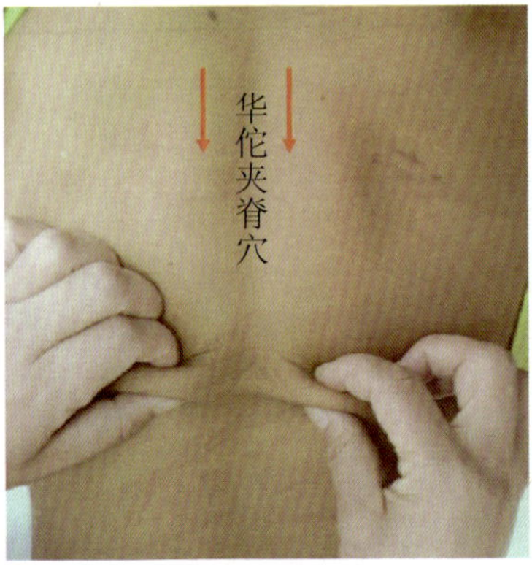

上肢：

手三里、合谷、肩髃、曲池。

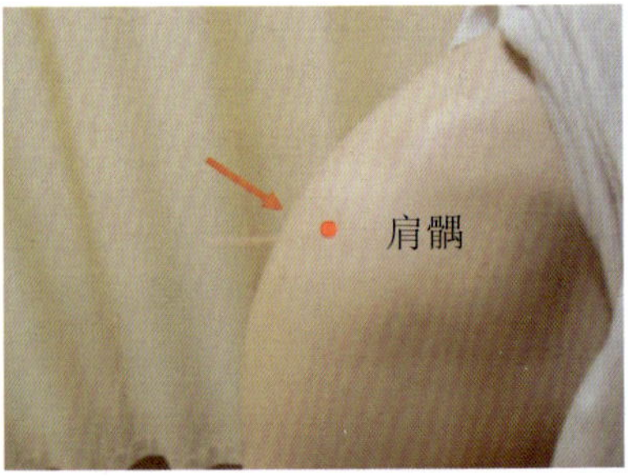

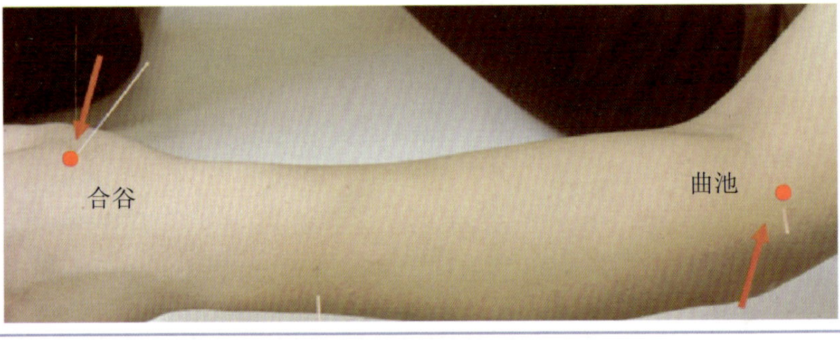

下肢：

肾俞、大肠俞、环跳、足三里、阳陵泉。

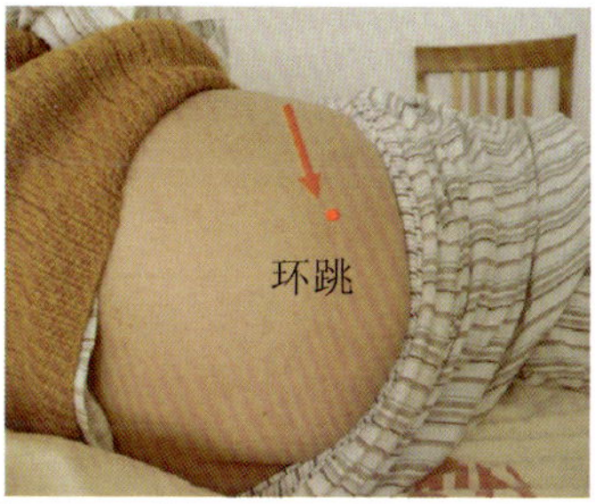

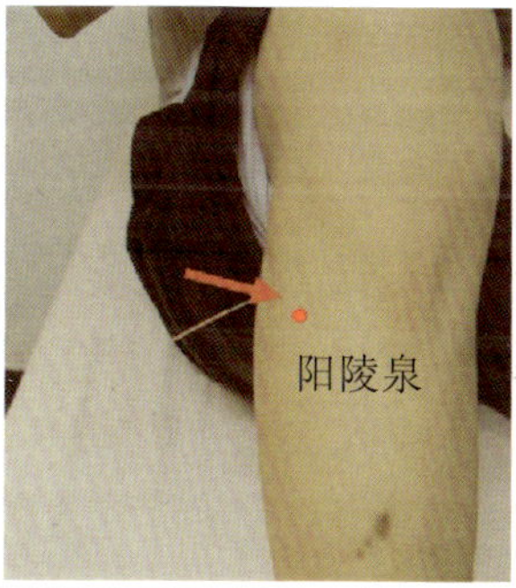

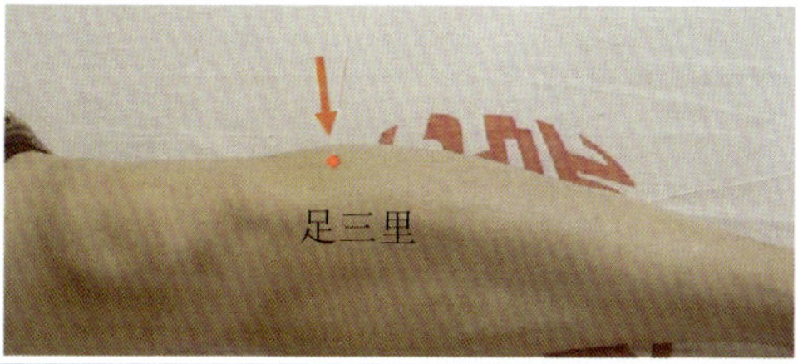

12. 面肌痉挛

病因病机：风邪阻络，筋脉挛急。

治则：疏风散表，活血通脉。

选穴：下关、风池、对侧外关。

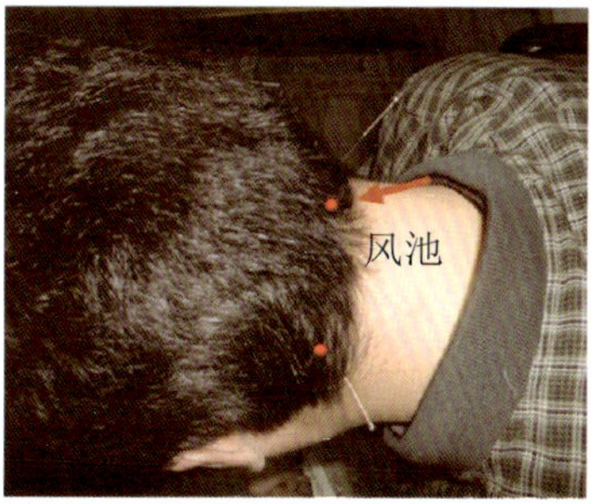

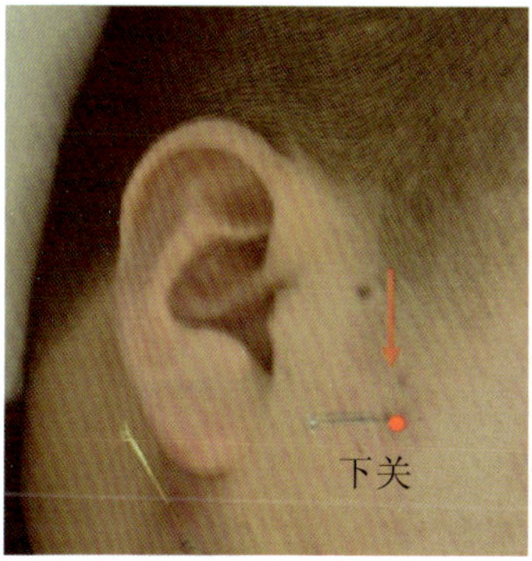

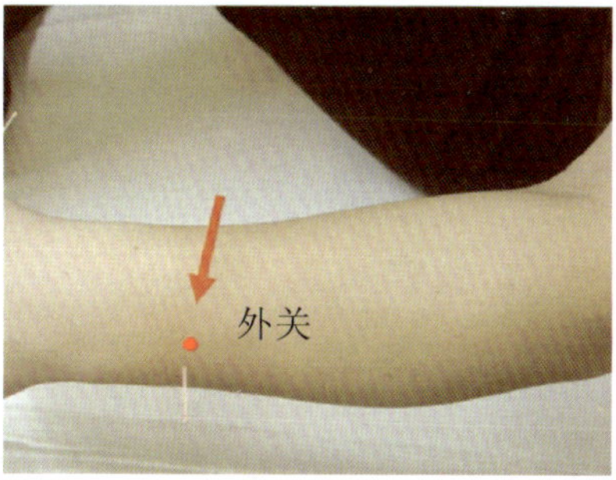

十、精神科疾病

1. 神经衰弱

病因病机：情志不舒，扰乱神明。

治则：疏肝解郁，宁心除烦。

选穴：神门、内关、膻中、心俞、足三里、三阴交、灸百会。

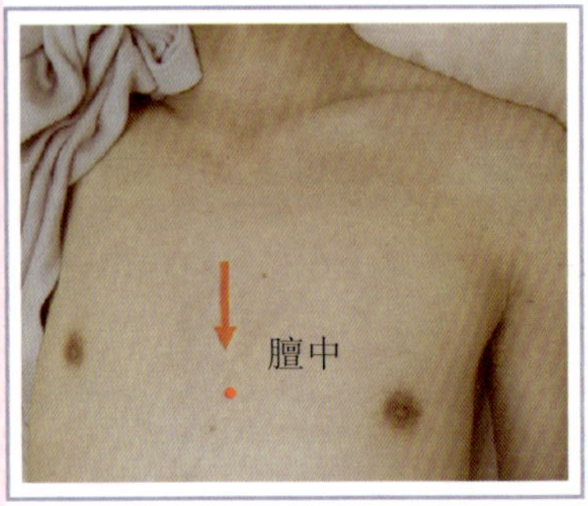

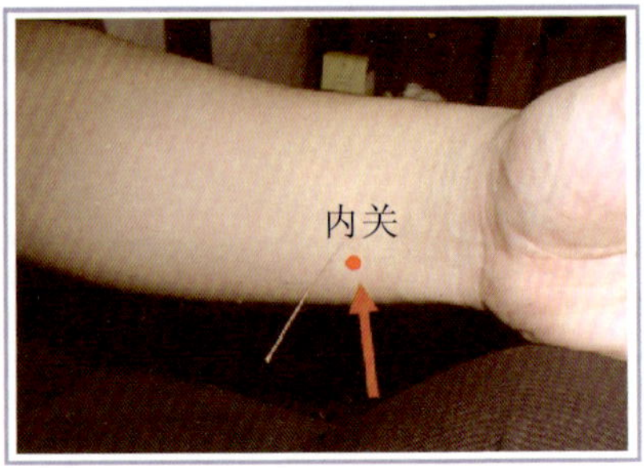

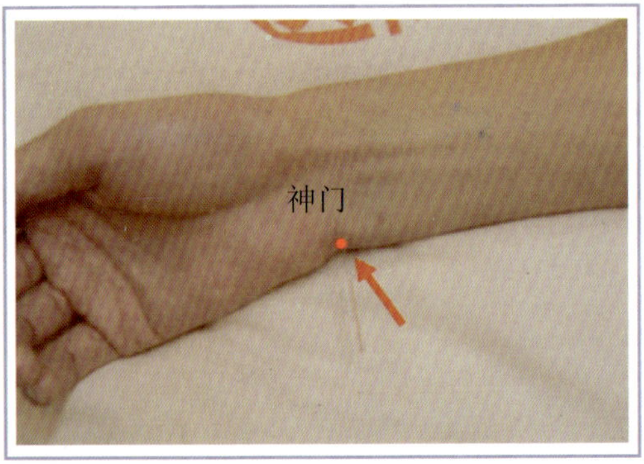

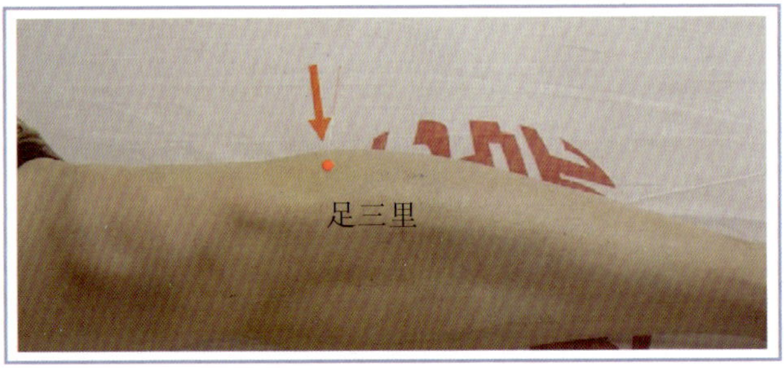

2. 癔病

病因病机：阴阳失和，气机逆乱。

治则：育阴潜阳，安神定志。

选穴：

①抽搐：人中、内关、合谷、涌泉。

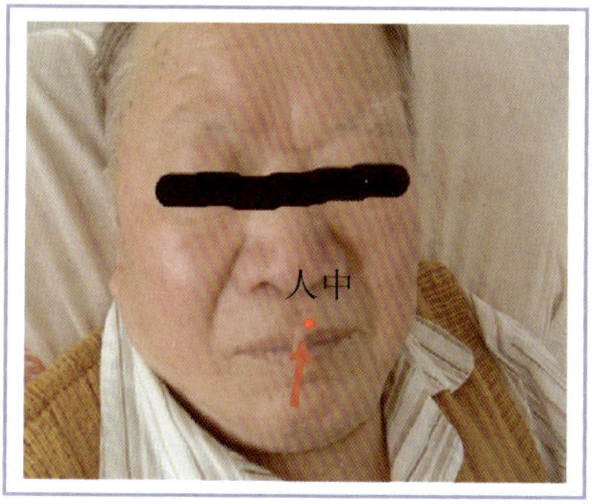

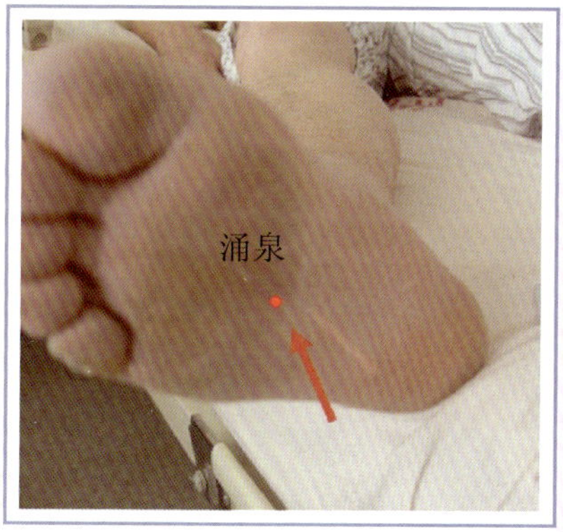

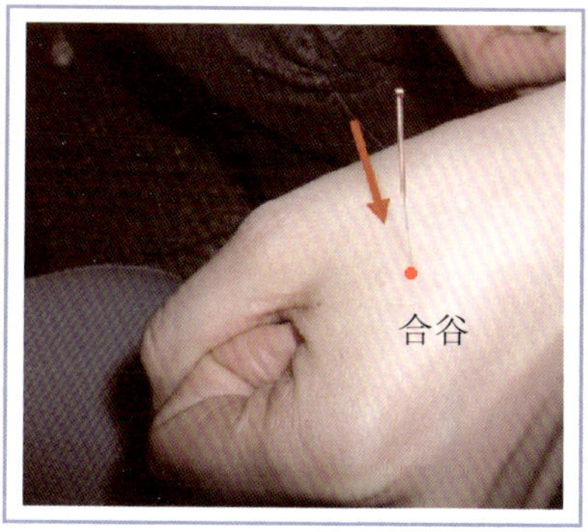

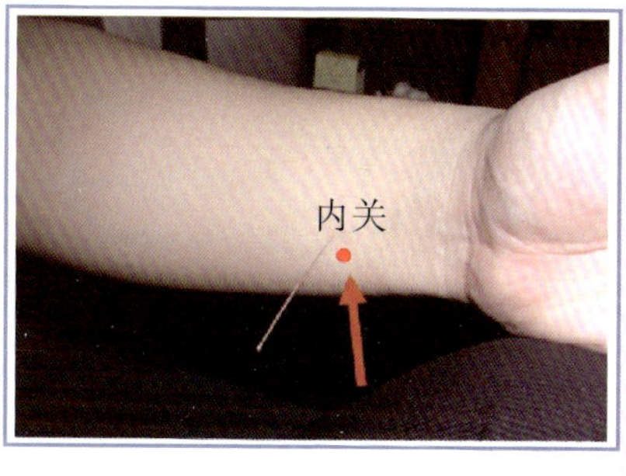

②失语：

病因病机：气血逆乱，脑脉痹阻。

治则：活血通窍。

选穴：人中、合谷、内关、丰隆、太冲。

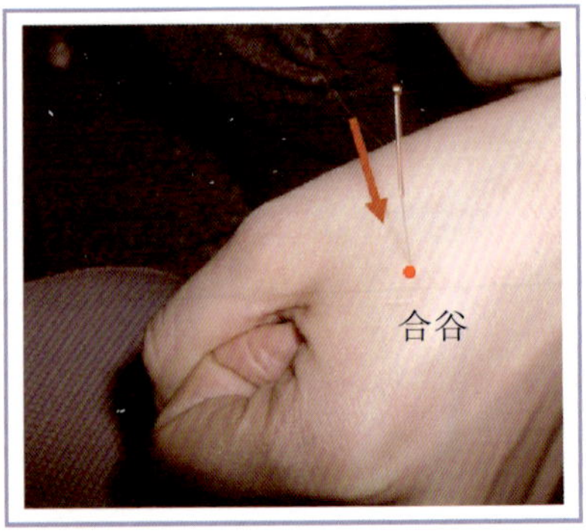

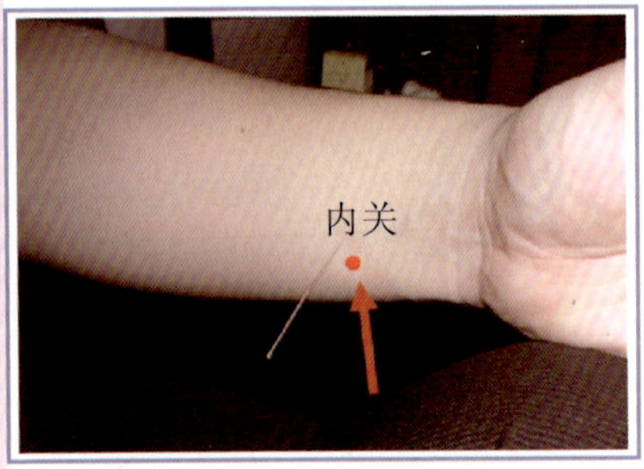

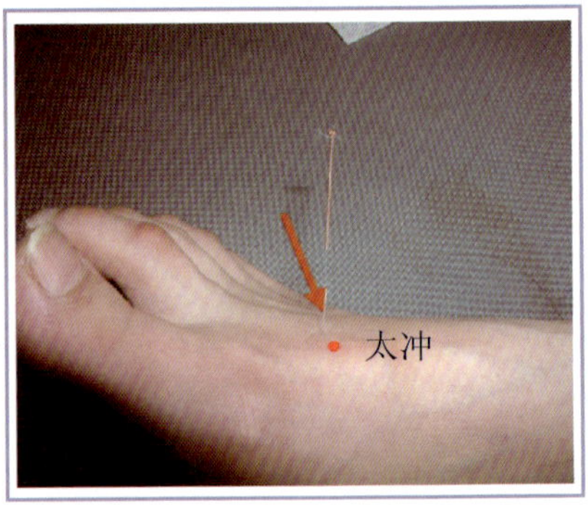

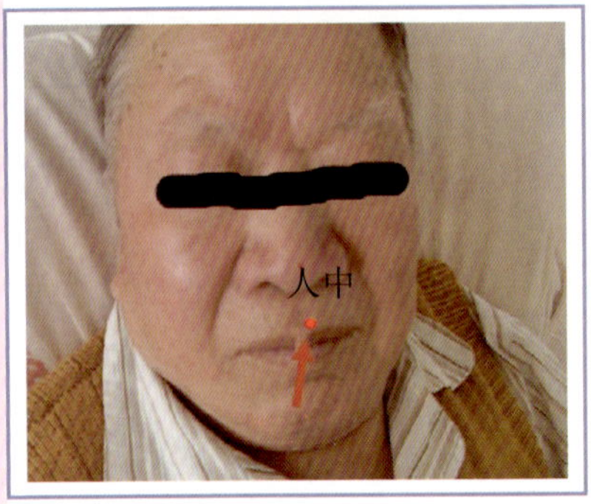

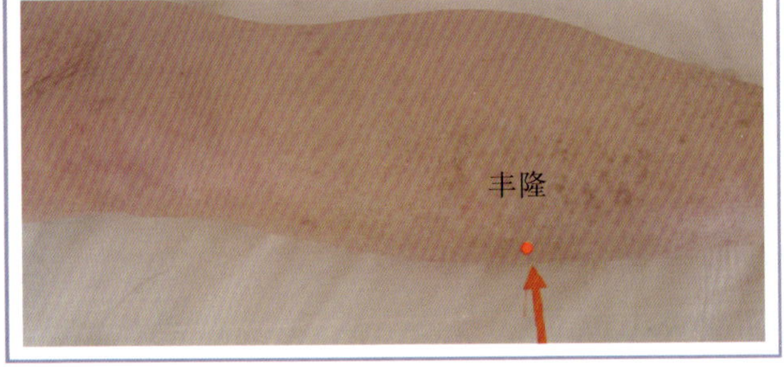

③上肢瘫：

病因病机：气血逆乱，经脉痹阻。

治则：活血通络。

选穴：合谷、曲池、肩髃。

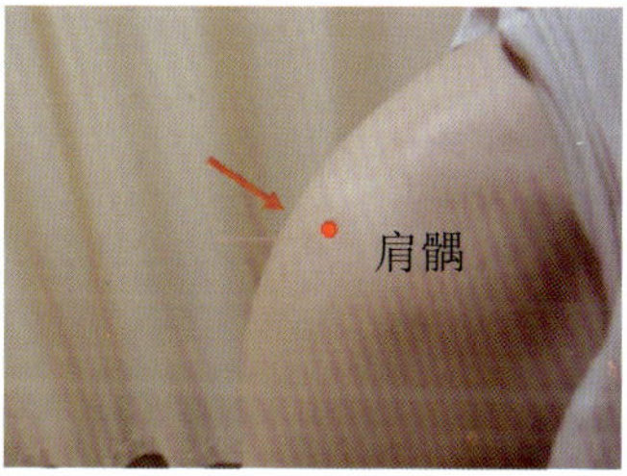

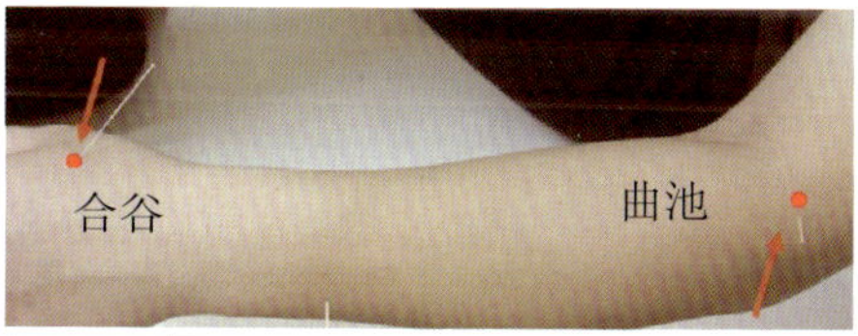

④下肢瘫：

病因病机：气血逆乱，经脉痹阻。

治则：活血通络。

选穴：太冲、阴陵泉、环跳、委中。

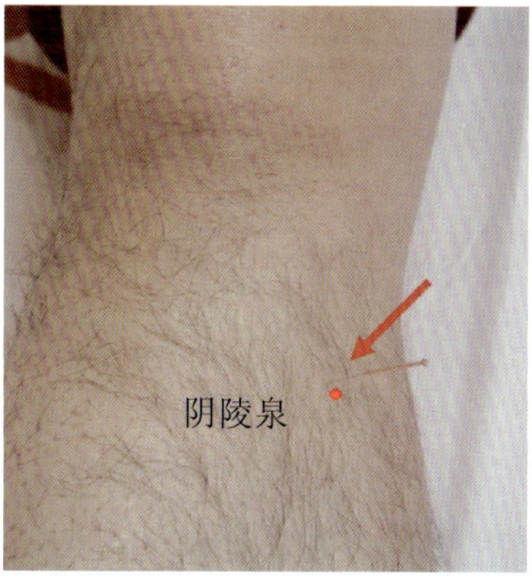

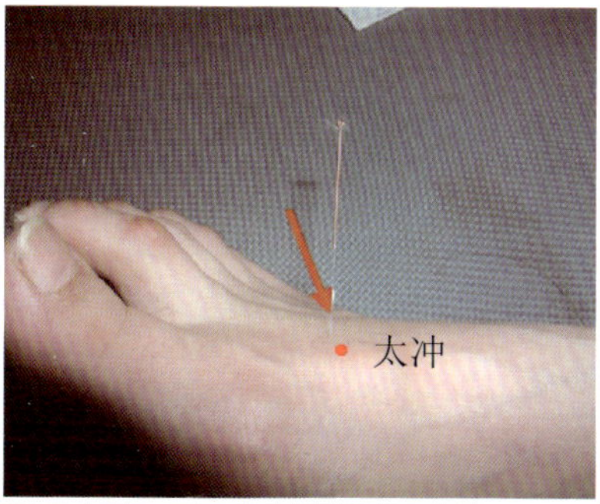

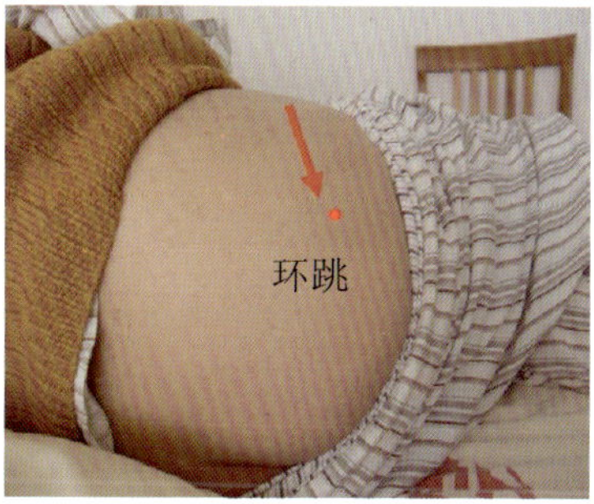

⑤失明：

病因病机：气滞血瘀，肝阳化风。

治则：理气活血，育阴潜阳。

选穴：太阳、睛明、球后、太冲。

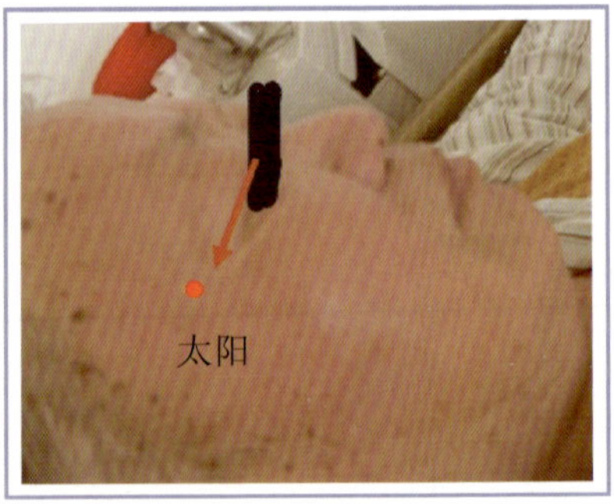

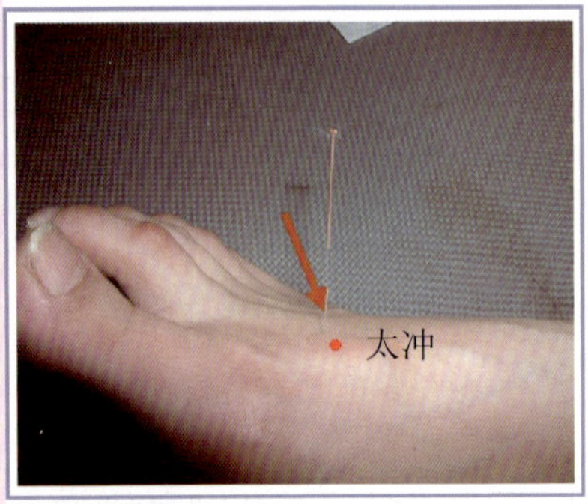

⑥耳聋：

病因病机：肝火上炎，痰火郁结。

治则：清肝通窍，清痰化郁。

选穴：听宫、翳风。

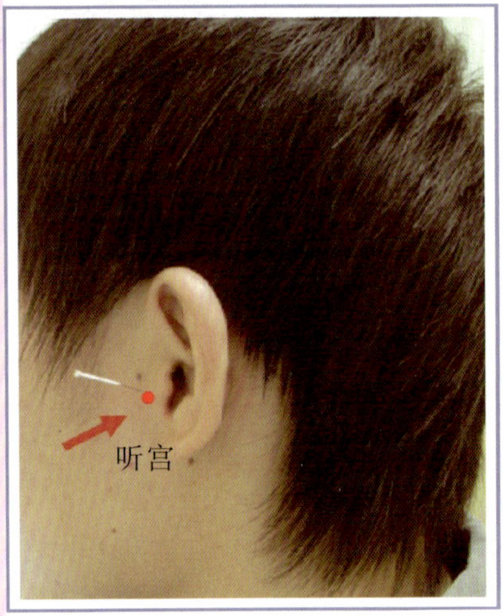

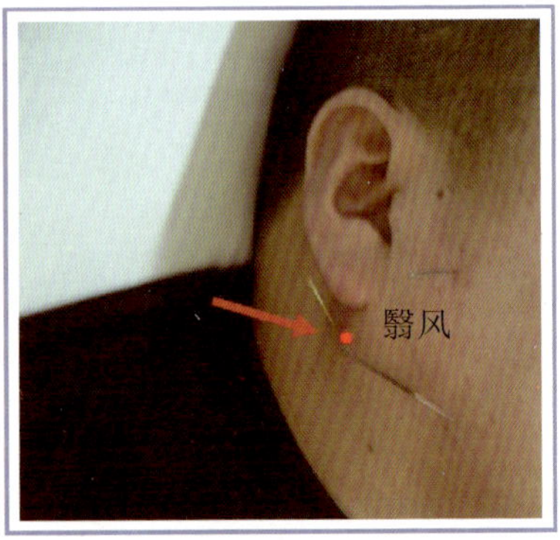

⑦精神障碍：

病因病机：痰气郁结，蒙蔽神明。

治则：理气解郁，化痰开窍。

选穴：人中、内关、合谷、涌泉。

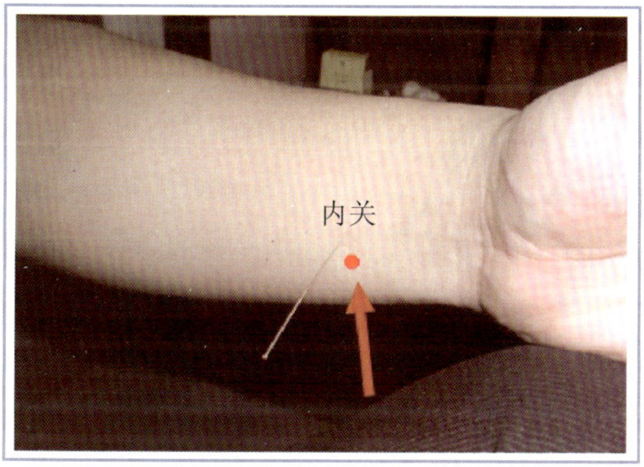

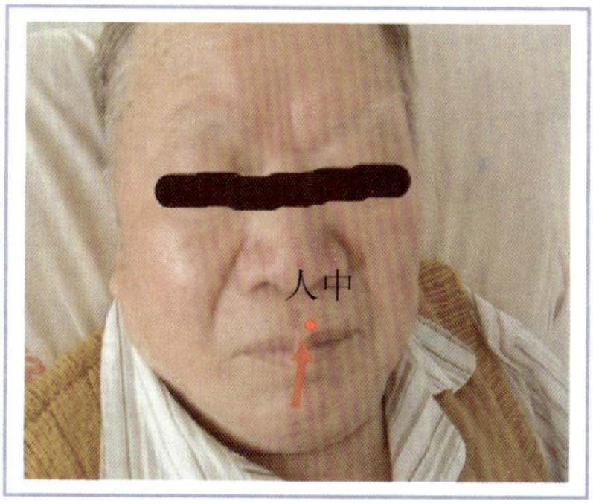

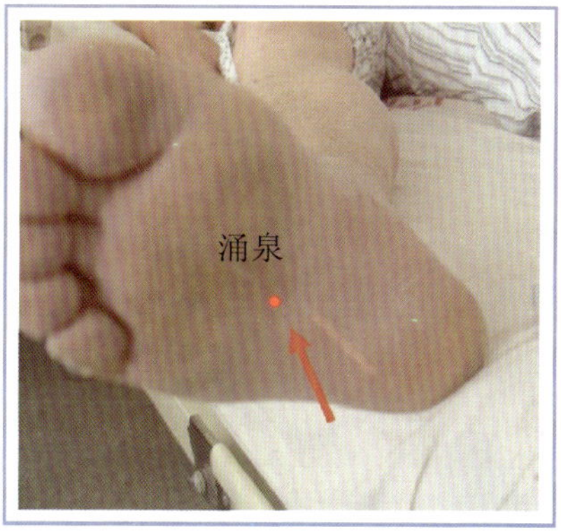

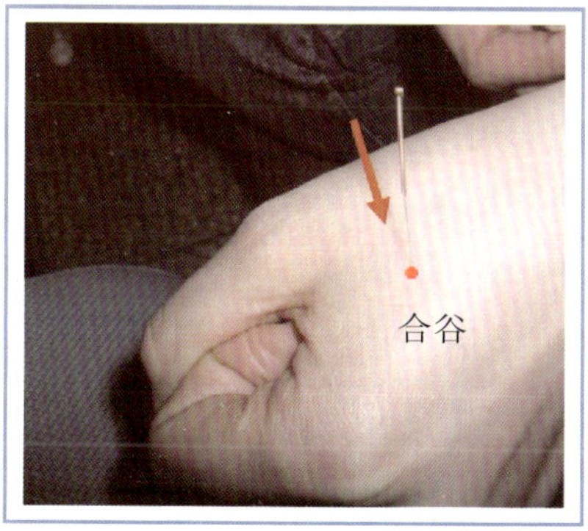

十一、运动系统疾病

1. 颈肩综合征

病因病机：寒湿凝滞，瘀阻经脉。

治则：温经散寒，活血通脉。

选穴：大椎、后溪。

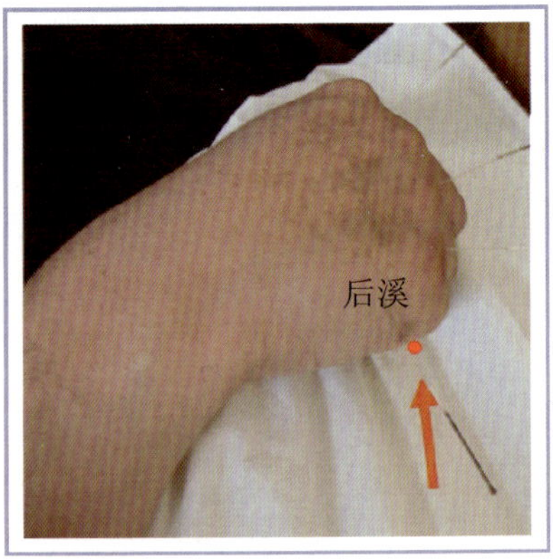

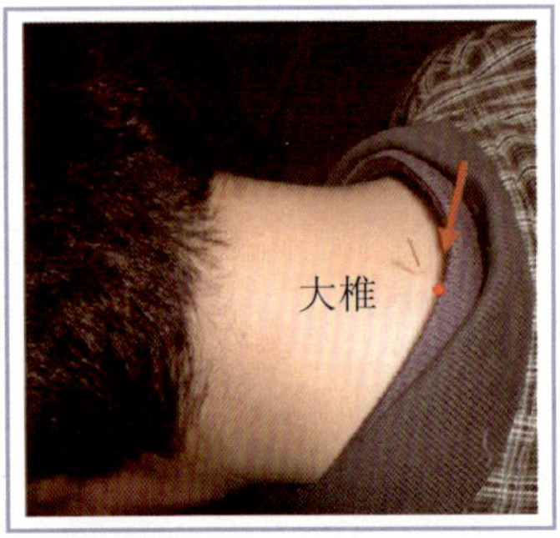

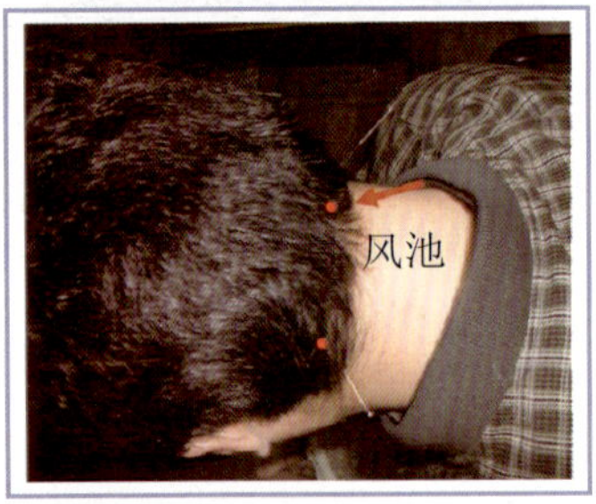

2. 颈椎病

病因病机：气滞血瘀，肝肾不足。

治则：活血化瘀，补肝益肾。

选穴：颈夹脊、风池、天柱、大椎、大杼、天宗、合谷、后溪。

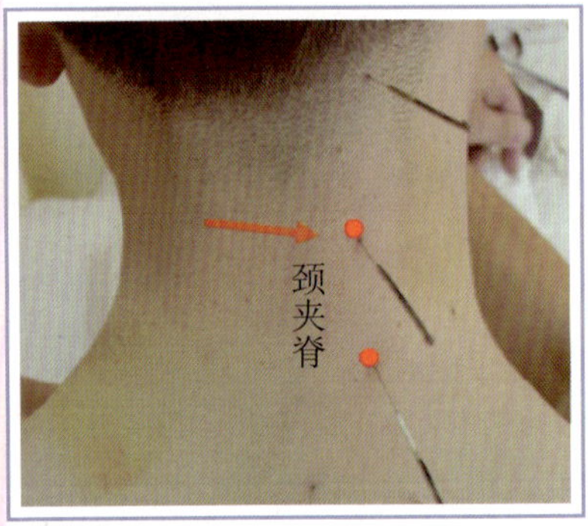

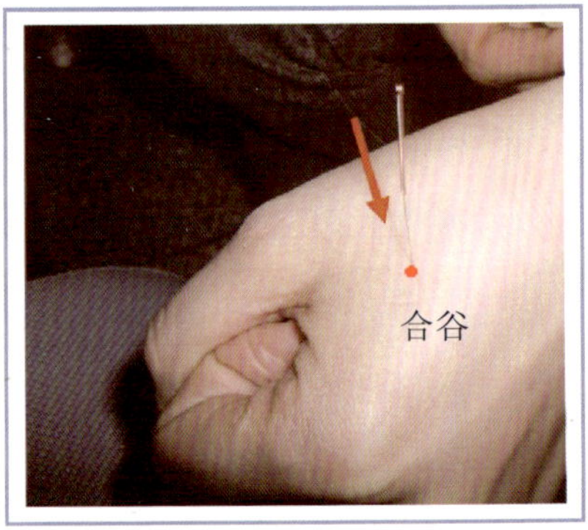

3. 肱骨外上髁炎

病因病机：寒凝气滞，筋脉失养。

治则：益气活血，舒筋通络。

选穴：手三里、合谷、曲池、阿是穴。

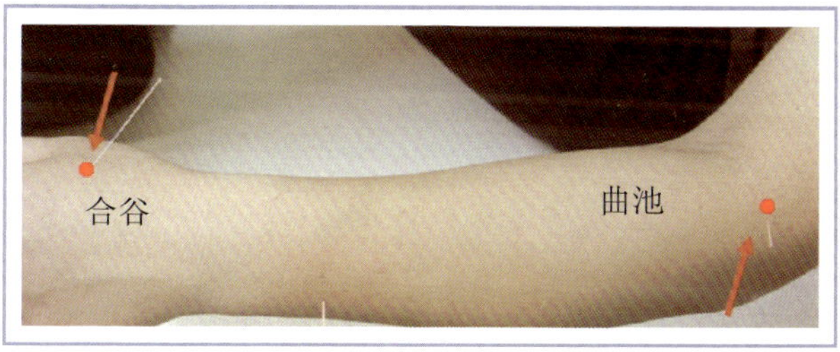

4. 肩周炎

病因病机：寒凝气滞，瘀血凝滞。

治则：祛风散寒，活血通络。

选穴：肩髃透极泉、肩贞透肩前、外关透内关。

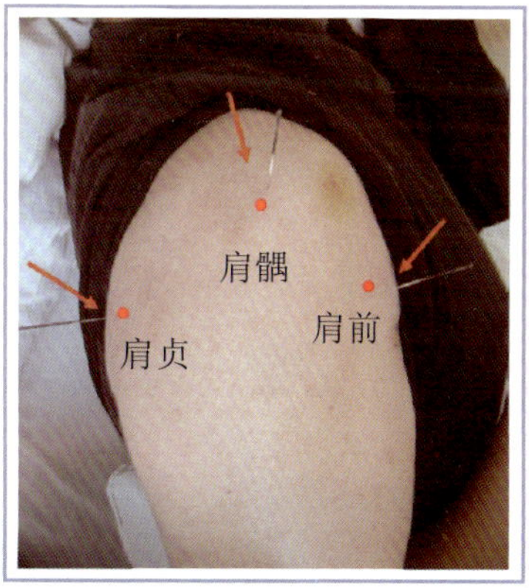

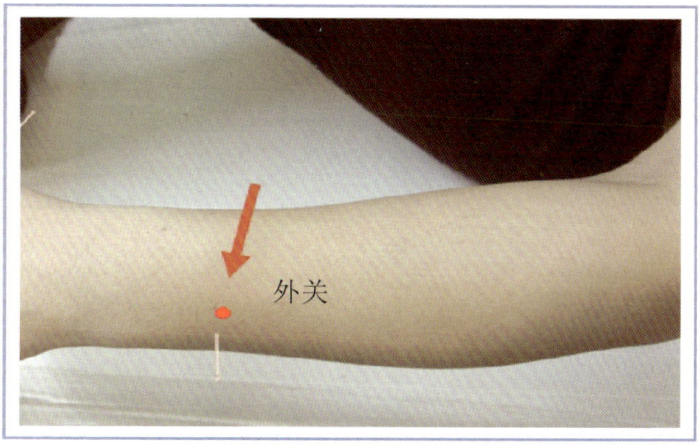

5. 腱鞘炎

病因病机：气滞血瘀，经络痹阻。

治则：祛风散寒，化湿通络。

选穴：局部理疗、灸疗。

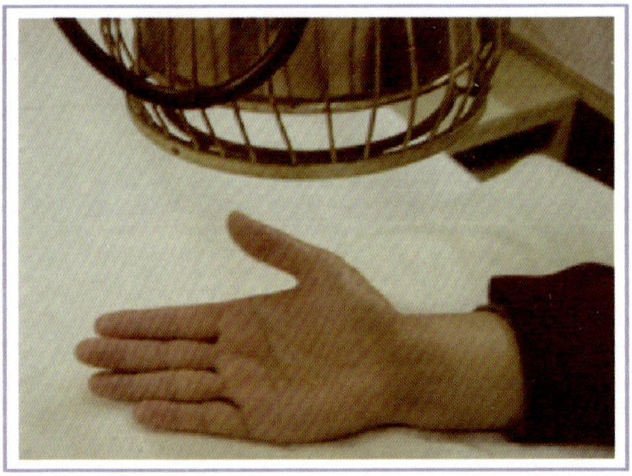

6. 落枕

病因病机：外感风寒，气血阻滞。

治则：祛风散寒，活血通络。

选穴：风池、天柱、后溪、绝骨、落枕穴。

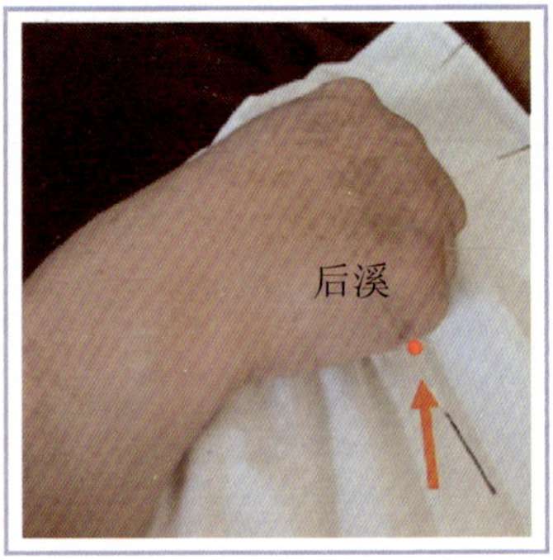

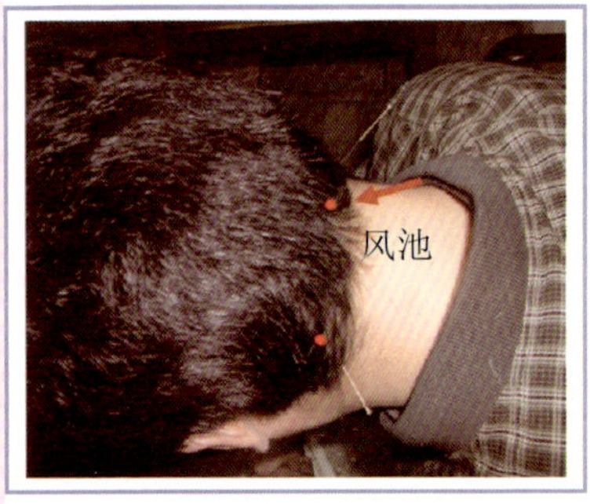

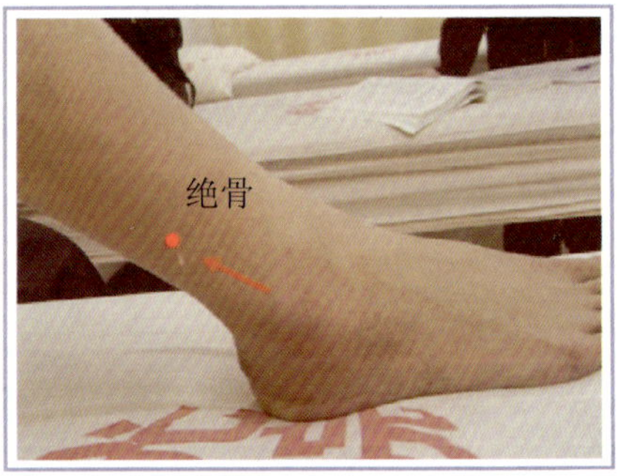

7. 急性腰扭伤

病因病机：正虚伤筋，气滞血瘀。

治则：舒筋活血，温经止痛。

选穴：后溪、攒竹配合腰部运动，三焦俞、大肠俞、秩边。

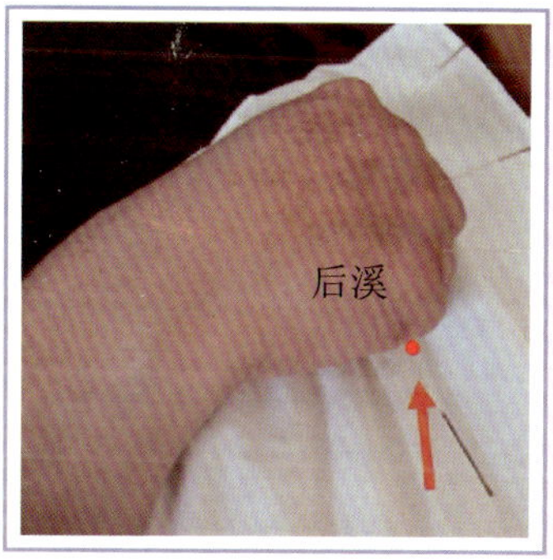

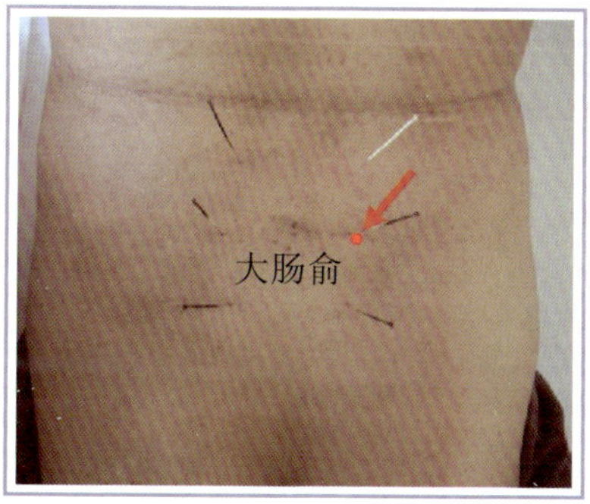

8. 腱鞘囊肿

病因病机：气滞血瘀，痰结经络。

治则：行气祛瘀，散结止痛。

选穴：局部阿是穴快针散刺，三棱针点刺，火针。

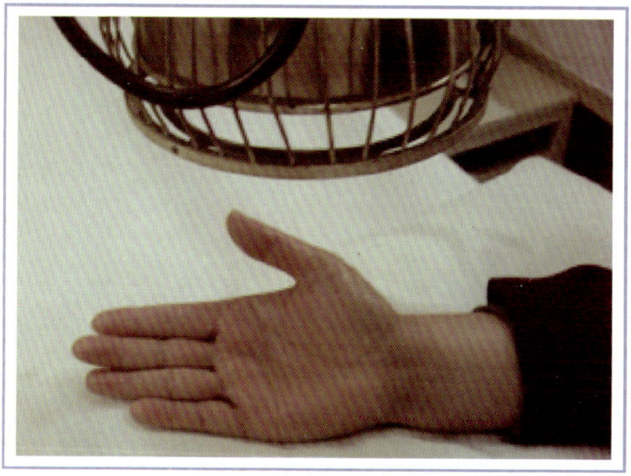

9. 腰椎间盘突出症

病因病机：寒湿瘀阻，筋脉不利。

治则：活血散瘀，通脉止痛。

选穴：肾俞、夹脊穴、大肠俞、秩边、承扶、委中，单刺后溪、腰痛点。

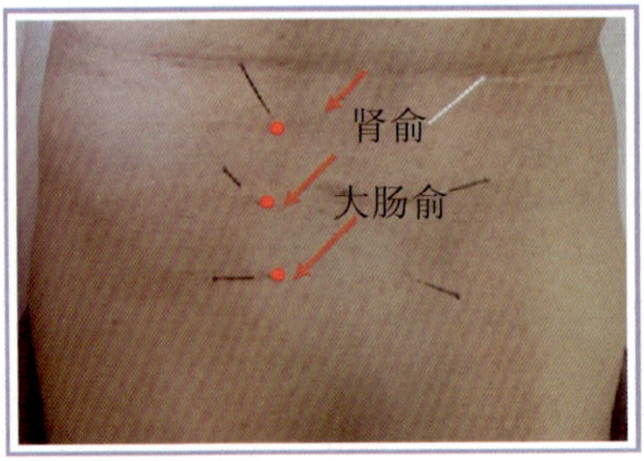

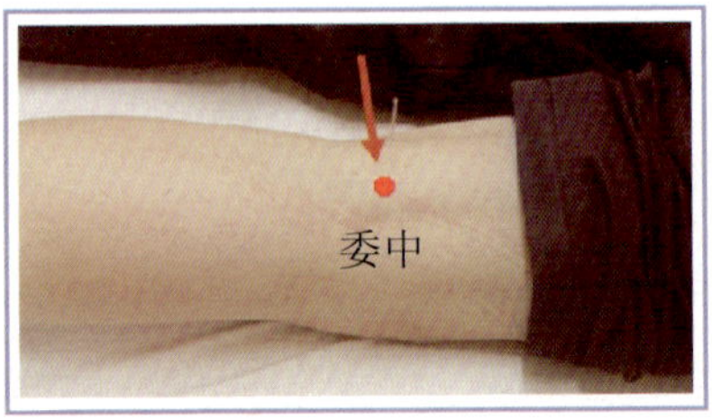

10. 腰痛（老寒腰）

病因病机：寒湿血瘀，筋失濡养。

治则：温经散寒，补肾强筋。

选穴：腰阳关、肾俞、关元俞、大肠俞，温针。

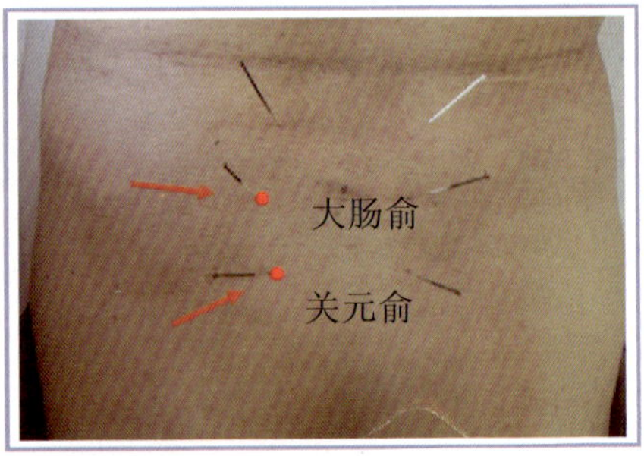

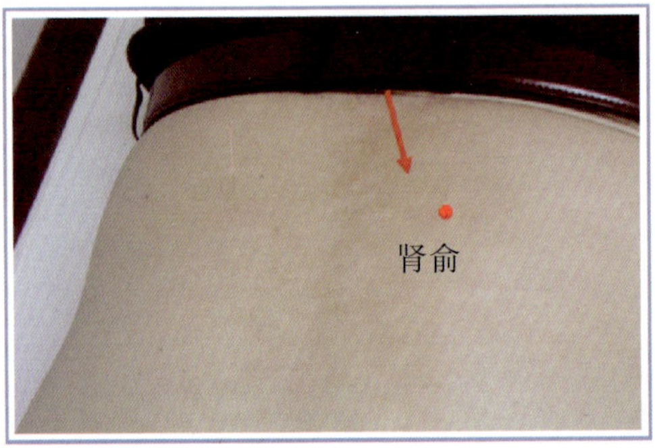

11. 腓肠肌痉挛

病因病机：气虚外感，筋失濡养。

治则：温经通络，活血止痉。

选穴：委中、承山。

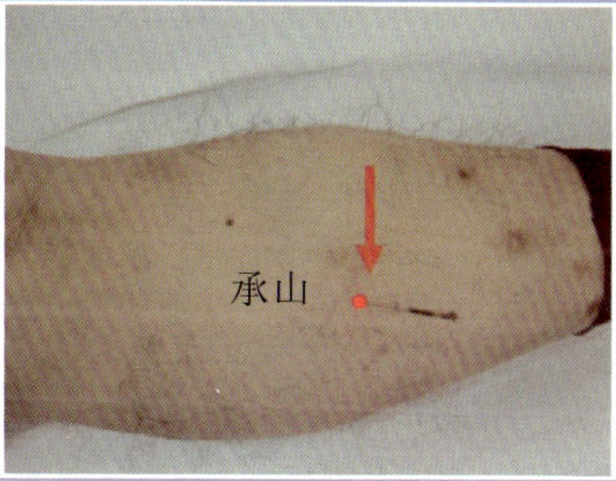

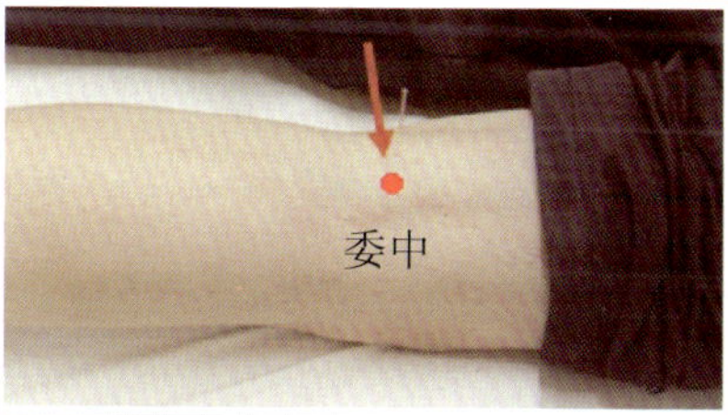

12. 颞颌关节炎

病因病机：感受风寒，痹阻经络。

治则：祛风散寒，活血通络。

选穴：上关、下关、合谷、颊车。

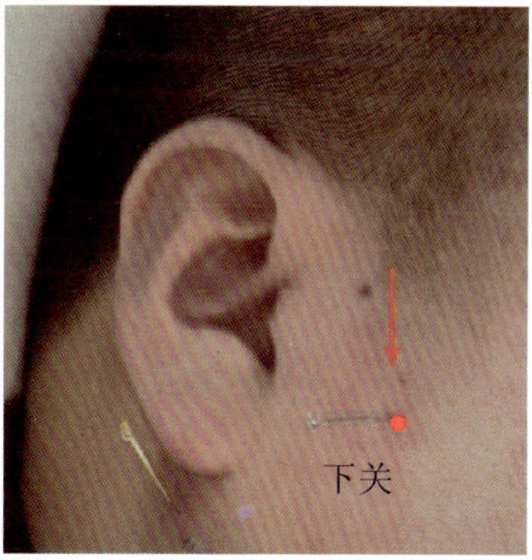

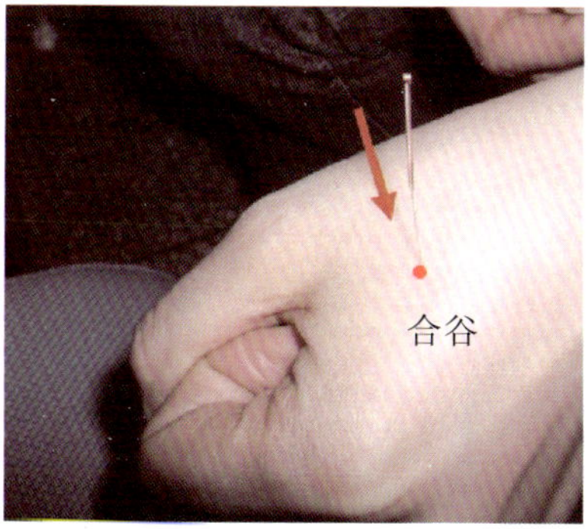

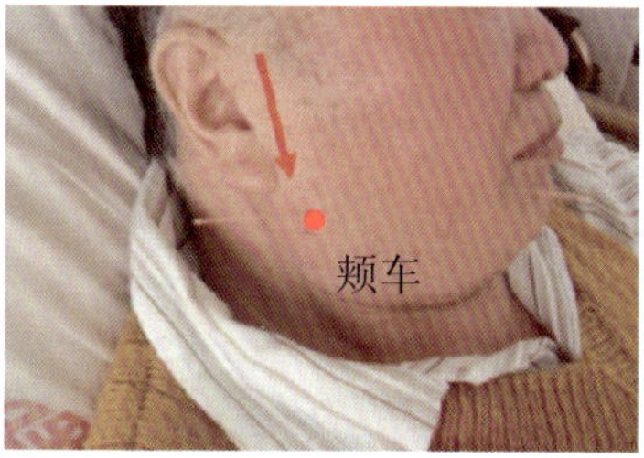

13. 肋软骨炎

病因病机：经脉闭阻，气血瘀结。

治则：疏风散寒，行气活血。

选穴：内关、阿是穴。

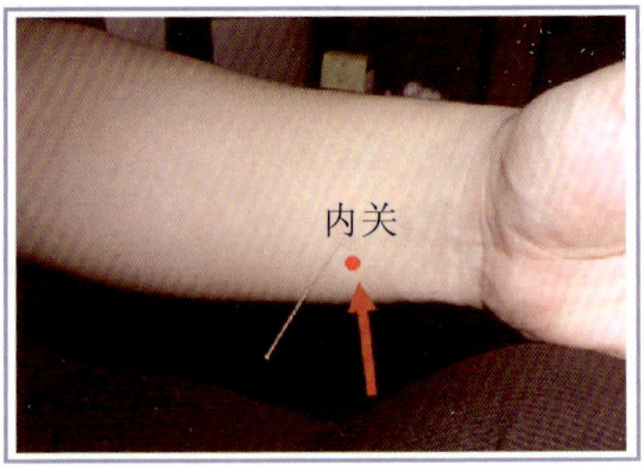

14. 腰肌劳损

病因病机：肝肾亏虚，经脉失养。

治则：补益肝肾，强筋壮骨。

选穴：肾俞、次髎、腰阳关、关元俞、委中、太溪、三阴交。

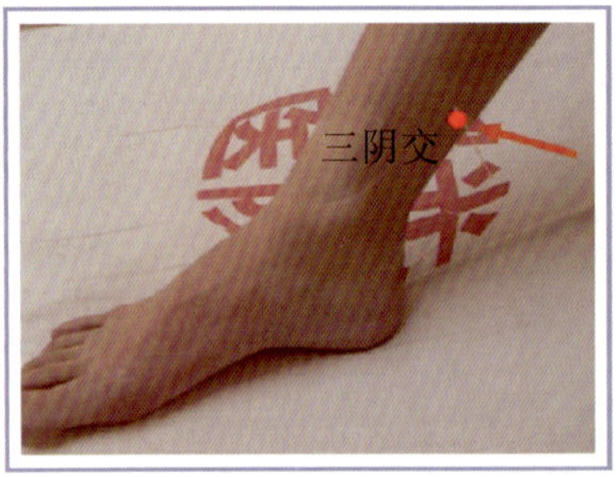

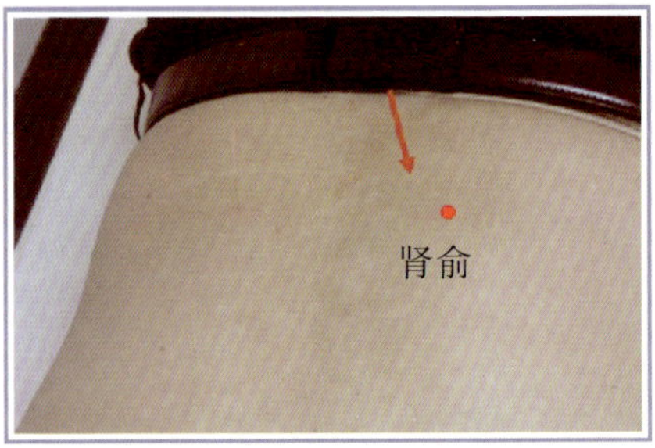

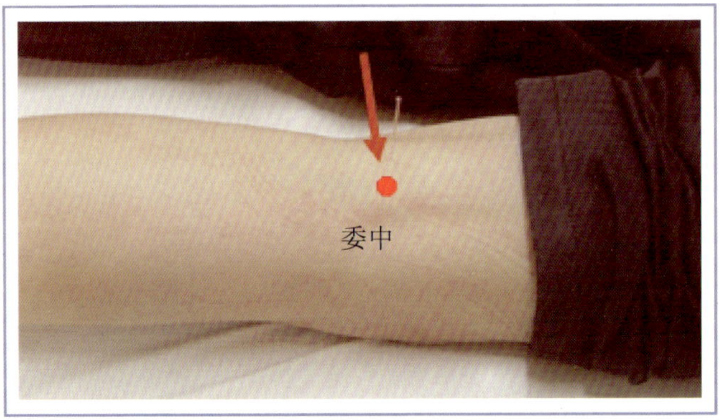

15. 足跟痛

病因病机：气血不足，筋骨失养。

治则：通经活血，通脉止痛。

选穴：阿是穴。

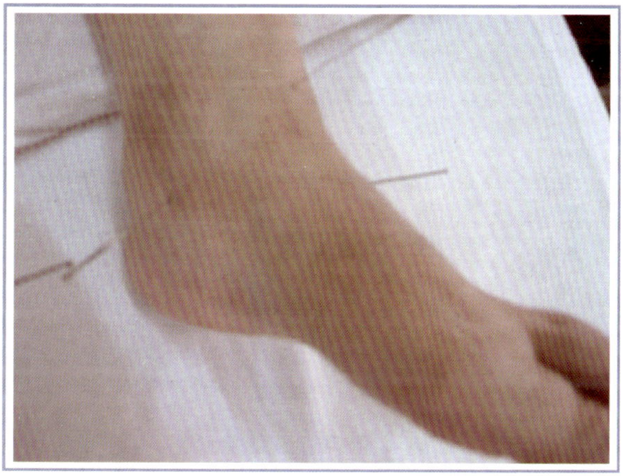

16. 颈椎小关节紊乱

病因病机：外伤劳损，筋脉失养。

治则：活血通脉，解痉止痛。

选穴：后溪、天宗、肩贞、风池、颈部压痛点。

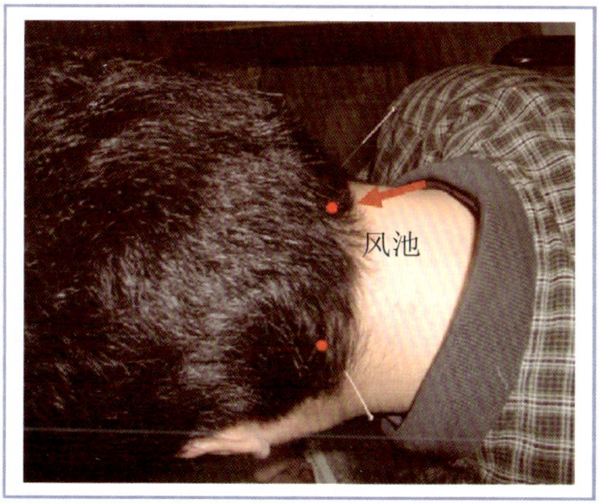

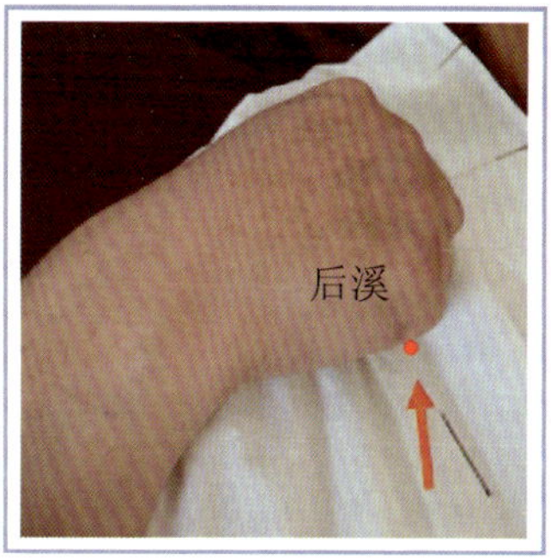

17. 骨折（新、旧骨折）

病因病机：外伤跌挫，筋骨失养。

治则：益气活血，续筋接骨。

选穴：骨折中心上、下穴、内关、阳陵泉、合谷、足三里。

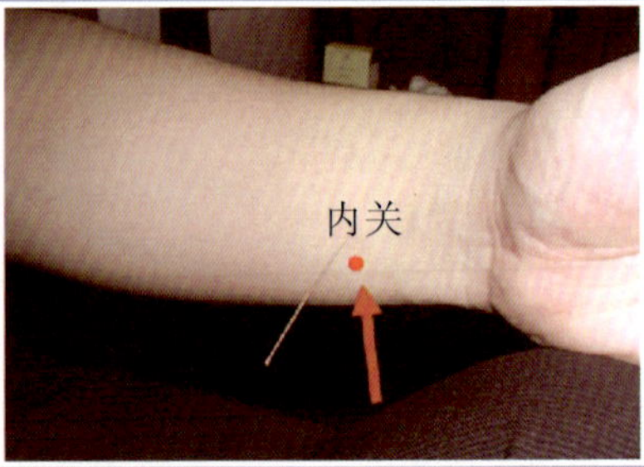

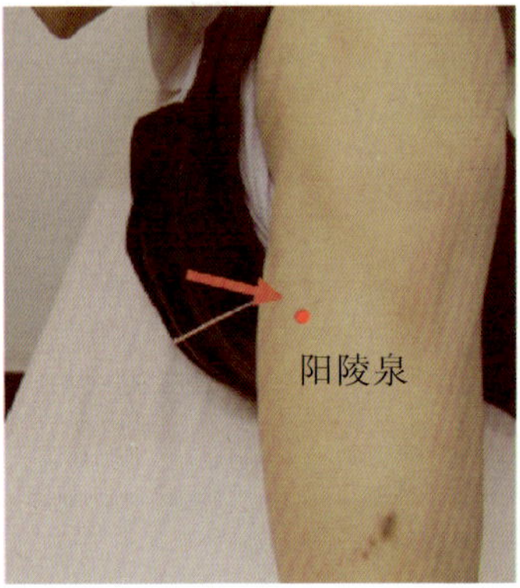

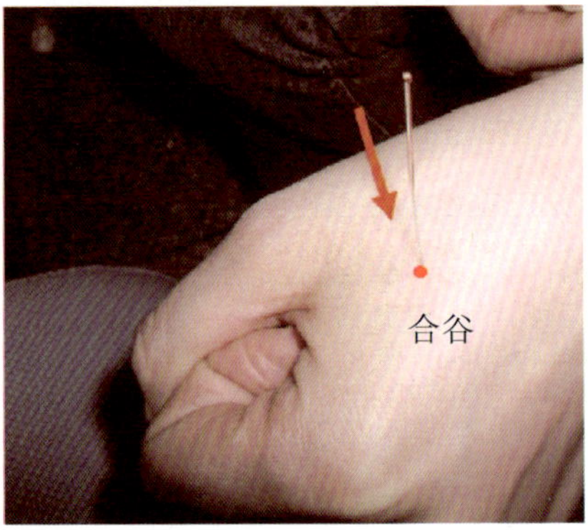

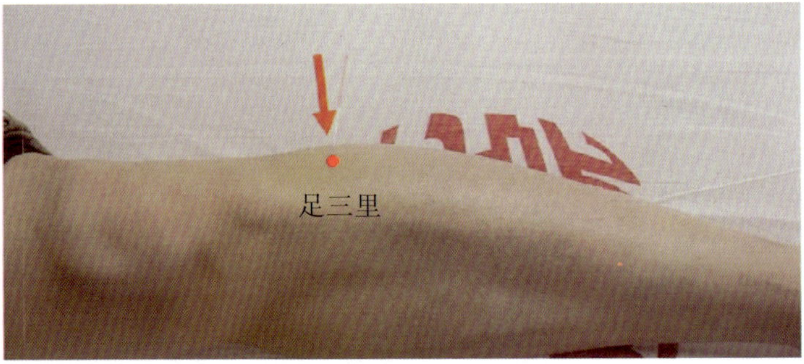

18. 风湿性关节炎

病因病机：寒湿阻络，筋脉失养。

治则：温经散寒，活血通脉。

选穴：

膝：双膝眼、梁丘、血海、鹤顶、足三里、阴陵泉、阳陵泉、委中。

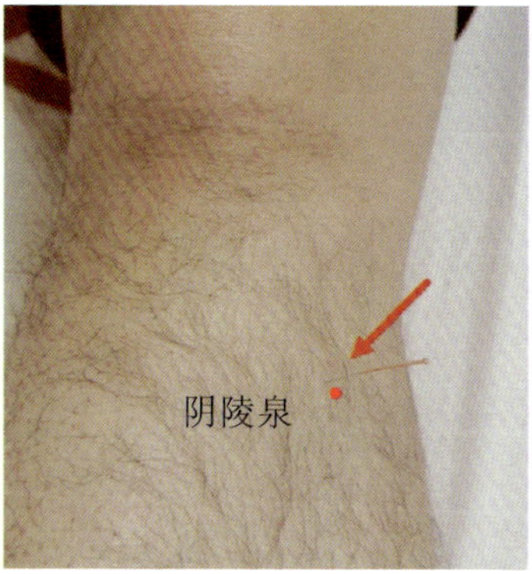

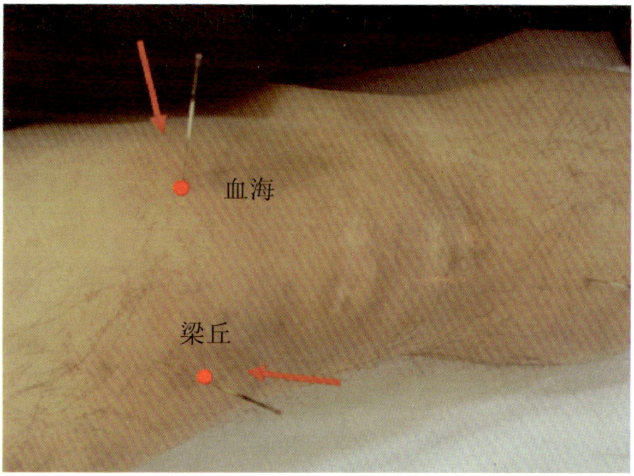

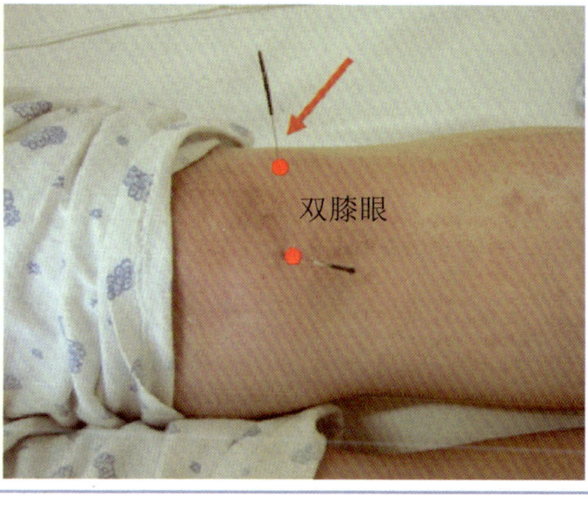

踝：昆仑、太溪、丘墟、解溪、申脉、照海。

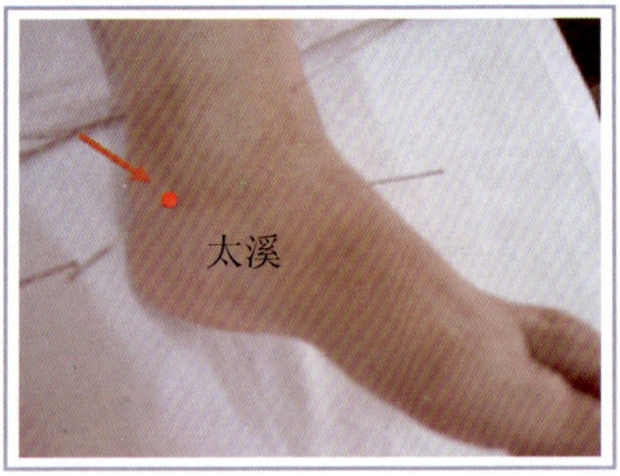

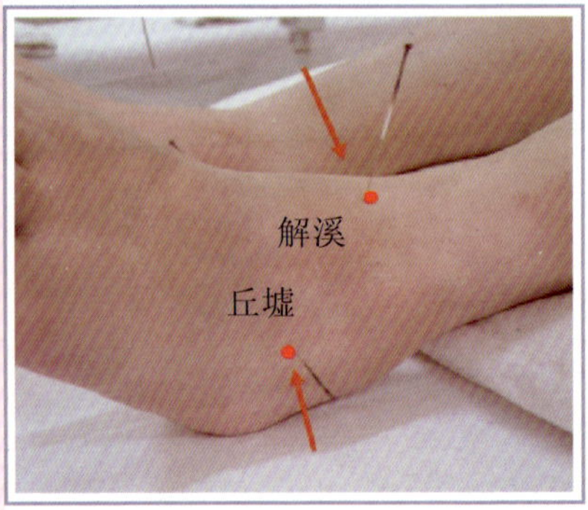

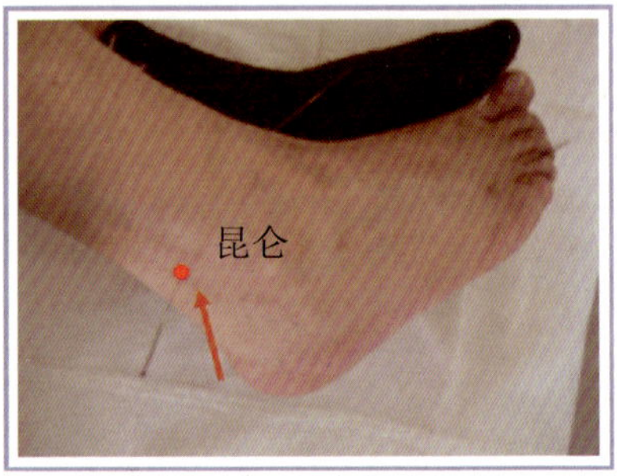

肘：曲池、少海、天井、尺泽、外关。

腕：大陵、阳溪、腕骨、阳池、外关。

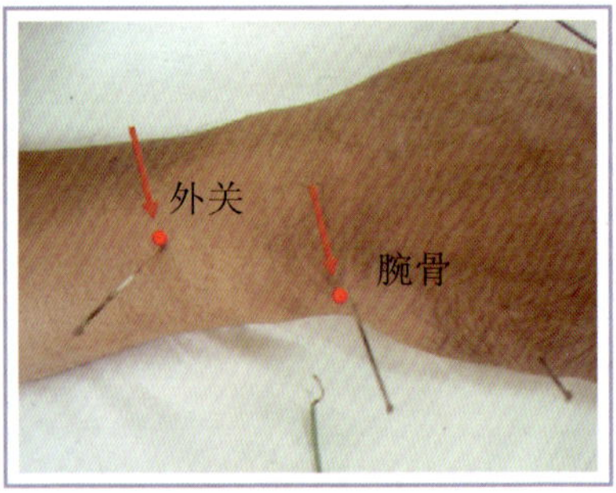

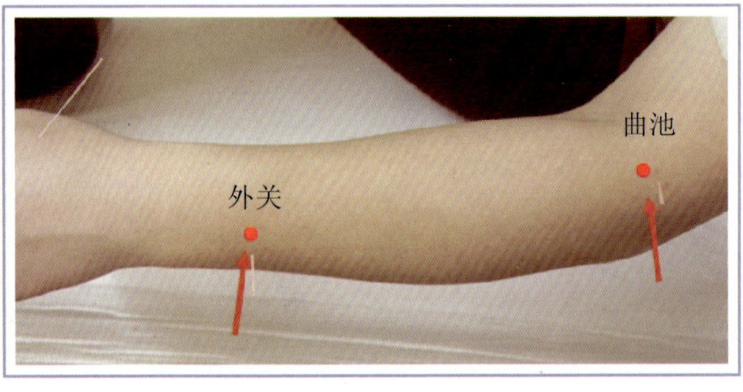

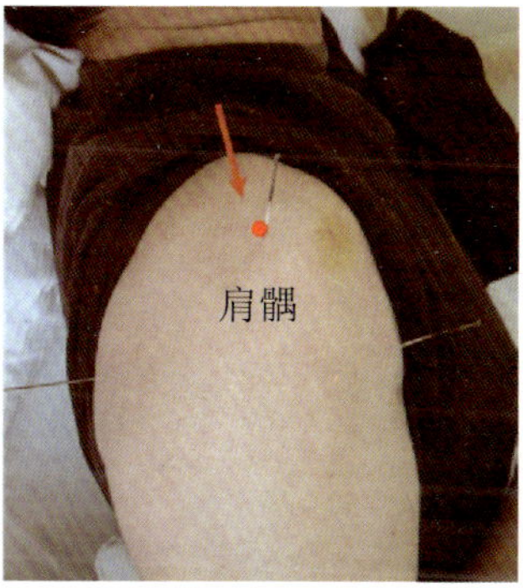

19.类风湿性关节炎

病因病机：外邪内蕴，经脉失养。

治则：祛邪通络，蠲痹止痛。

选穴：

上肢： 肩髃、阳池、阳溪、曲池、阳谷、八邪。

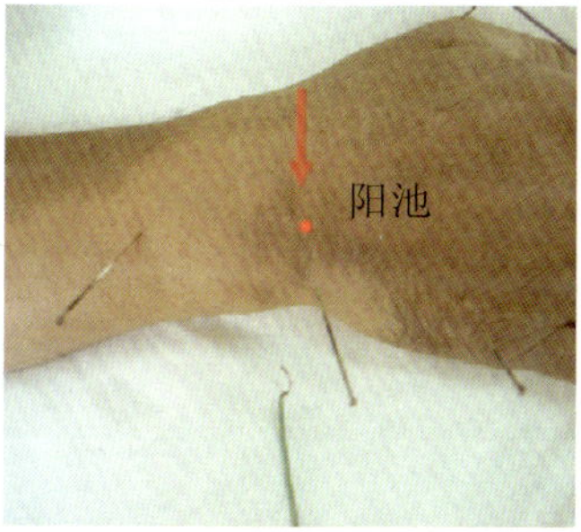

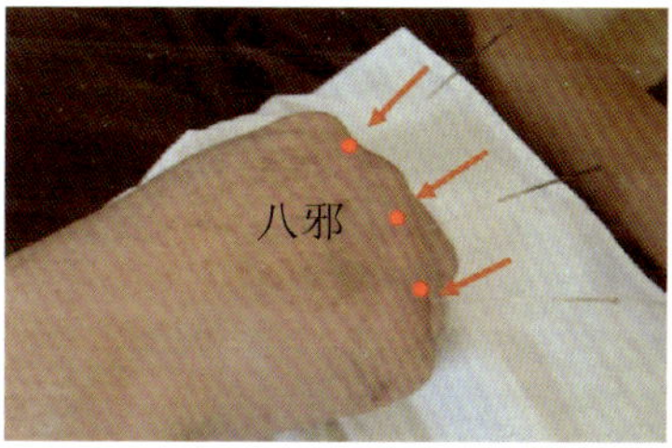

下肢：膝眼、膝阳关、阳陵泉、足三里、昆仑、解溪、八风。

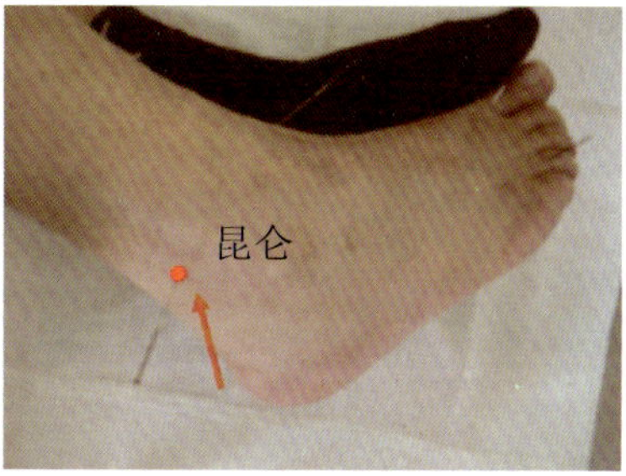

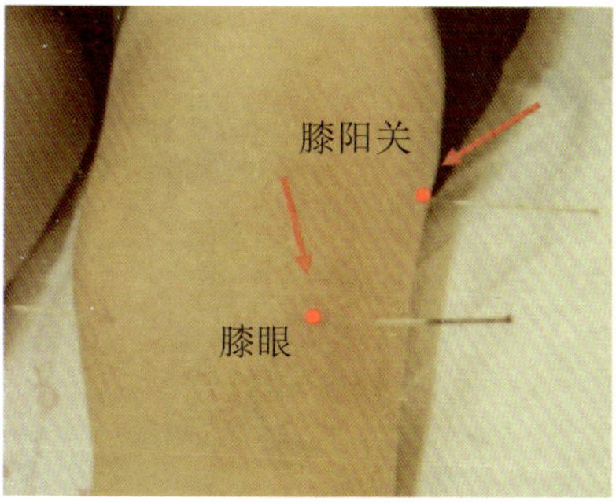

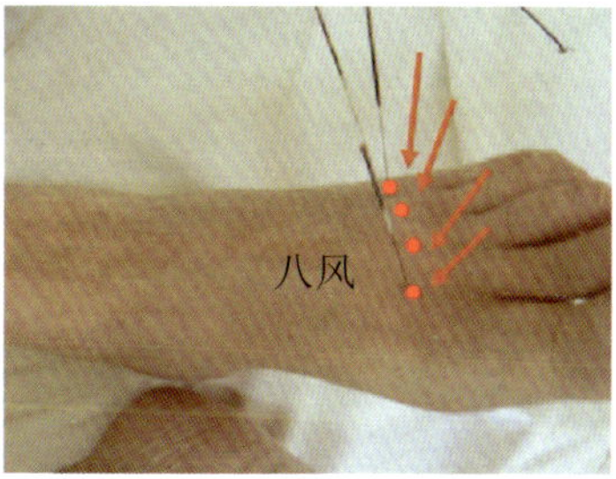

整体：大椎、身柱、神道、至阳、筋缩、脾俞、肾俞、委中、太溪、足三里。

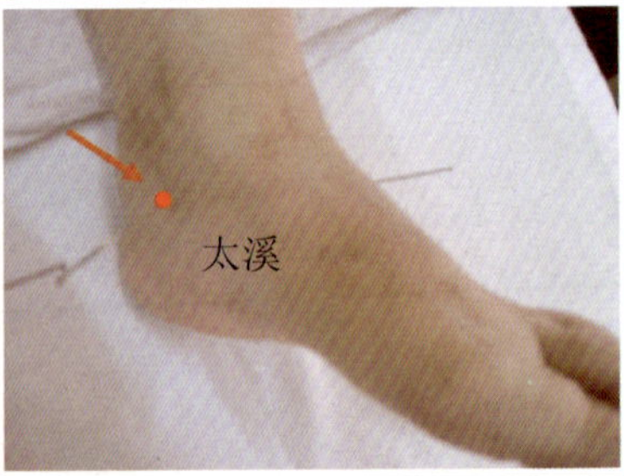

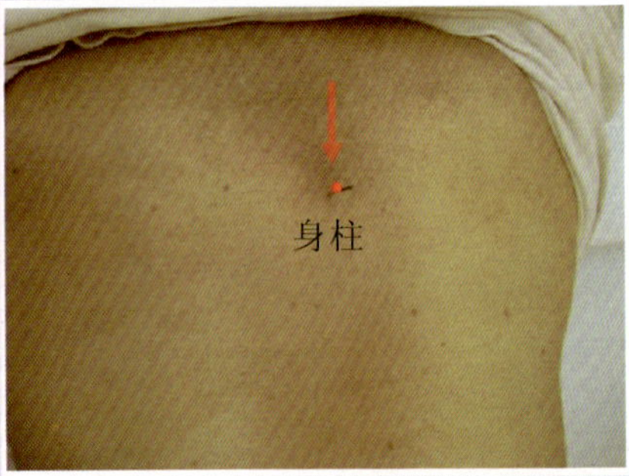

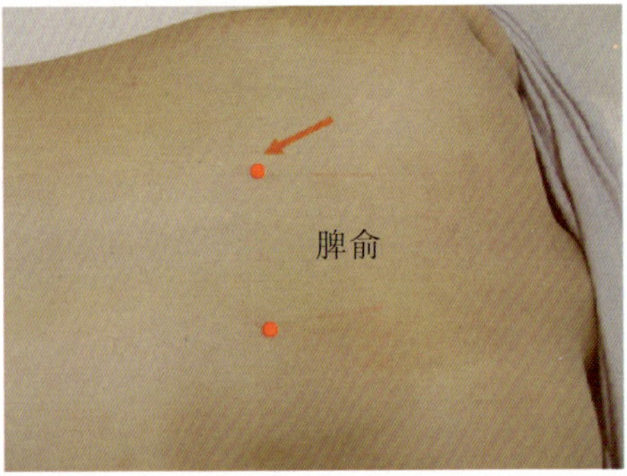

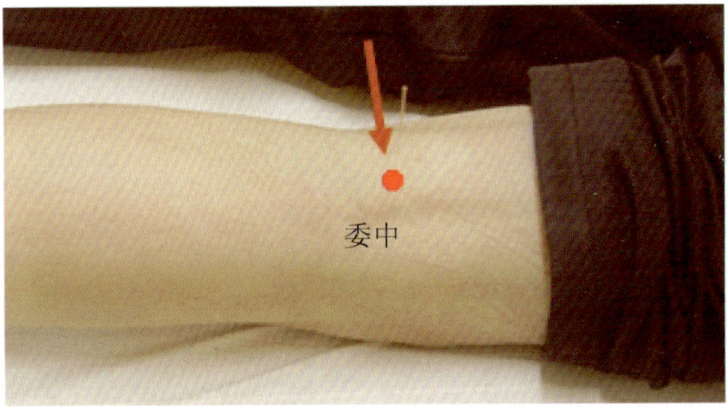

十二、外科疾病

1. 下肢静脉曲张

病因病机：气血阻滞，瘀滞经络。

治则：益气活血，化瘀通脉。

选穴：曲张局部三棱针放血。

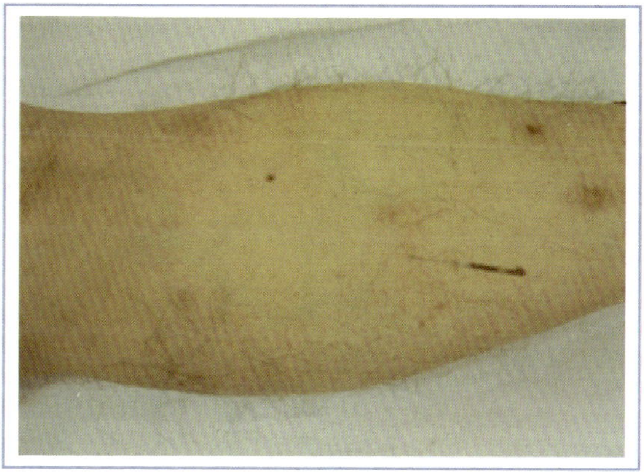

2. 臁疮（老烂脚）

病因病机：气滞血凝，蕴酿成疮。

治则：健脾益气，活血祛瘀。

选穴：针百虫窝（血海上1寸，股骨内侧），外敷生肌散。

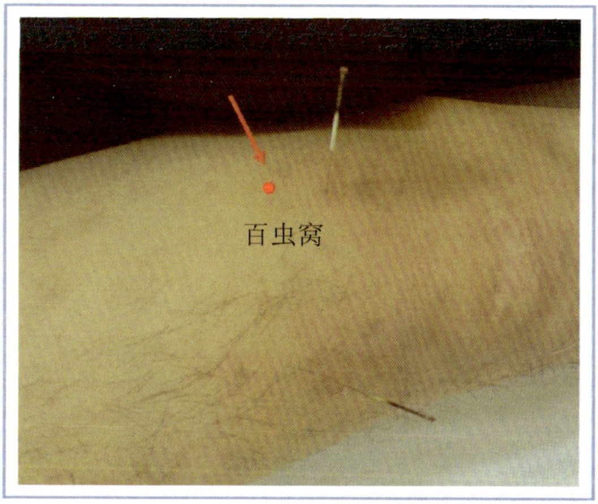

十三、皮肤科疾病

1. 带状疱疹

病因病机：外邪阻络，营卫不和。

治则：清泄风火，清热利湿。

选穴：疱疹局部迎头截尾刺；曲池、血海、带脉、合谷、三阴交。

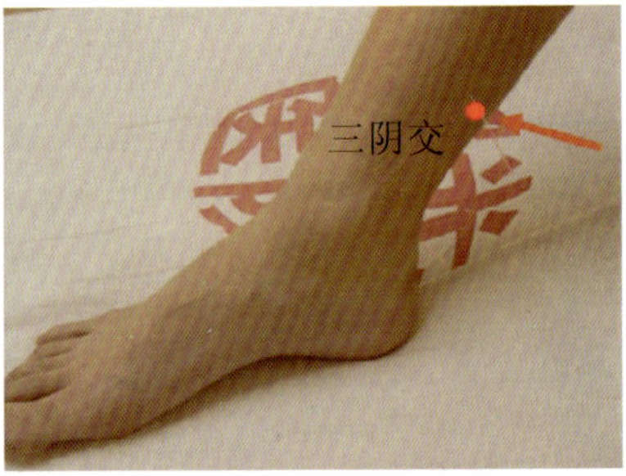

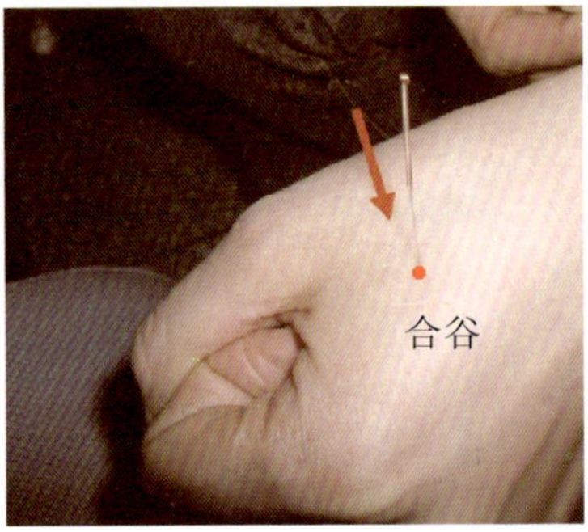

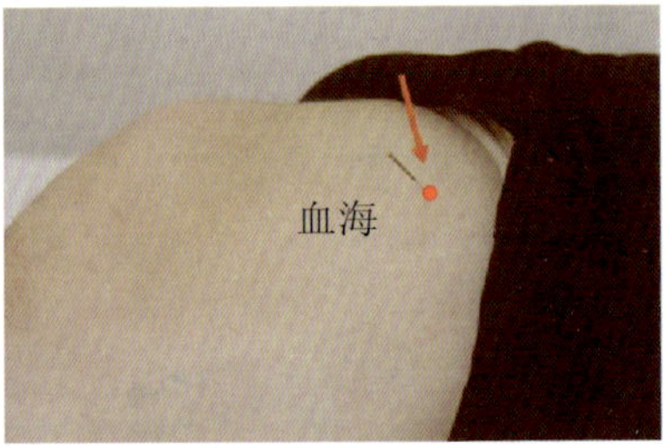

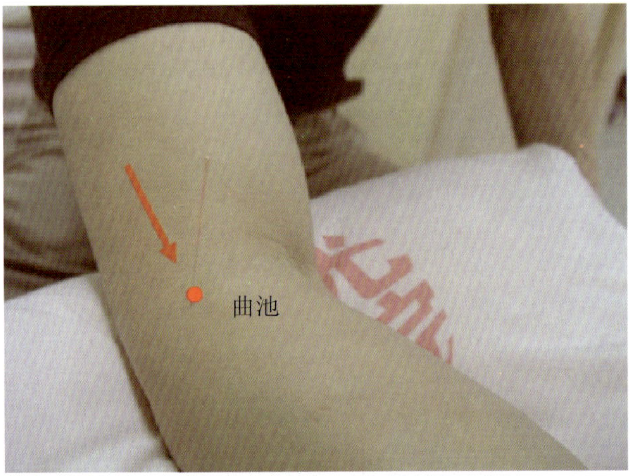

2. 脱发

病因病机：肝肾不足，血不荣发。

治则：补益肝肾，养血生发。

选穴：上星、头维、百会、风池、太冲、大椎、命门、肾俞、膏肓、三阴交、足三里，局部梅花针叩刺。

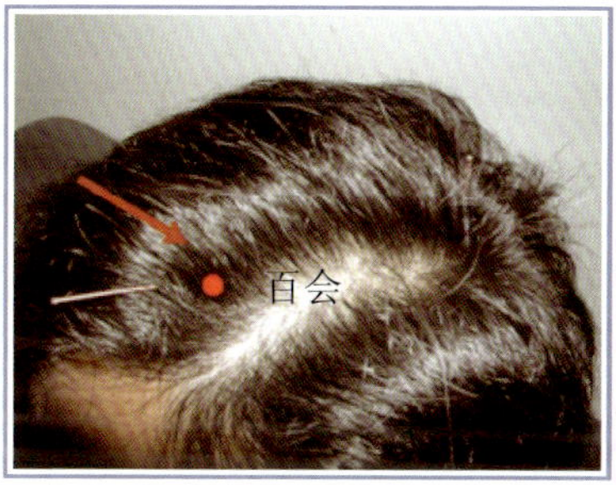

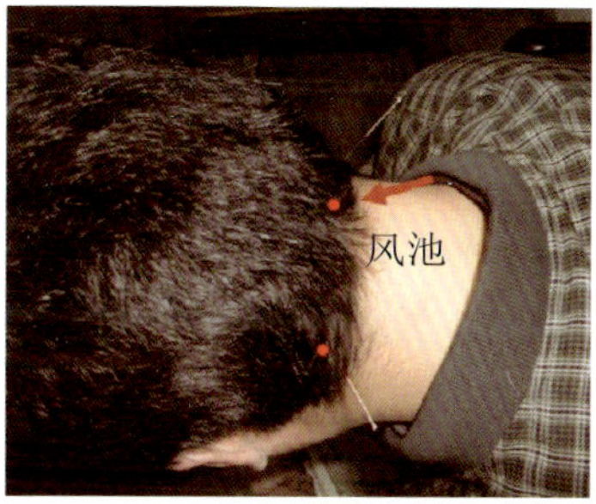

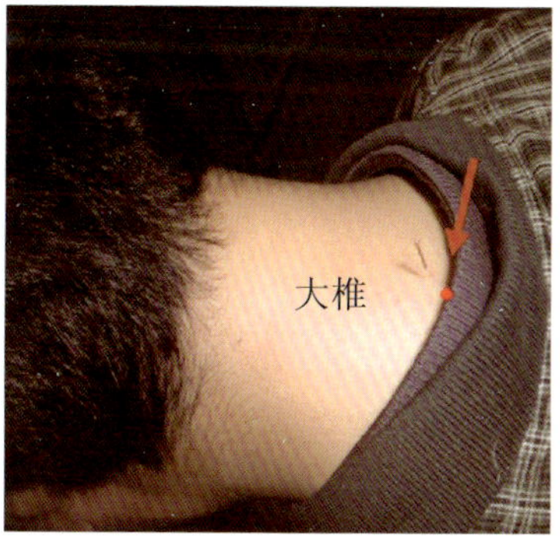

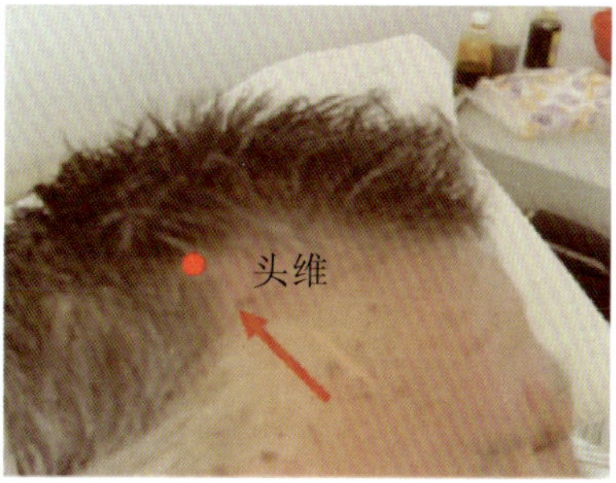

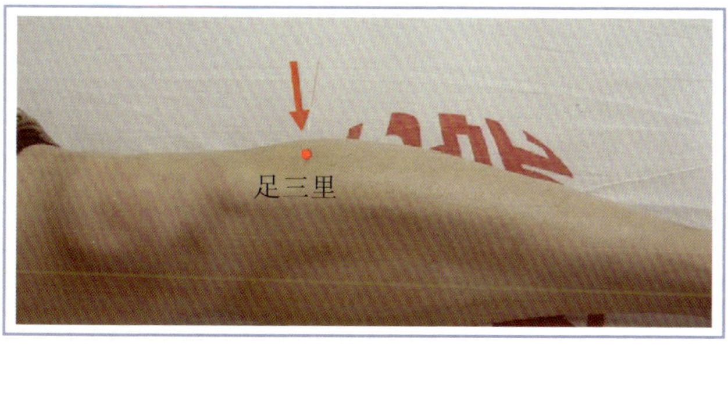

3. 湿疹

病因病机：湿邪内蕴，血虚生风。

治则：清热利湿，养血润燥。

选穴：三阴交、曲池、足三里、血海、阴陵泉、大椎、丰隆。

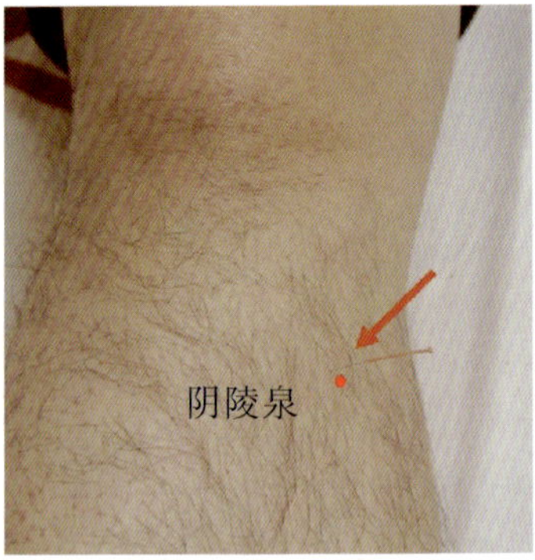

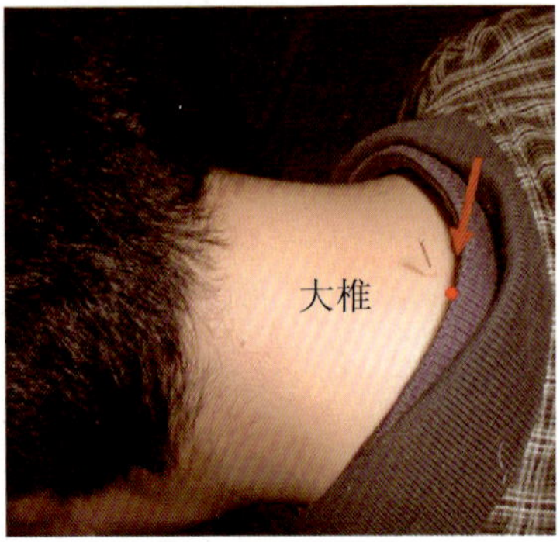

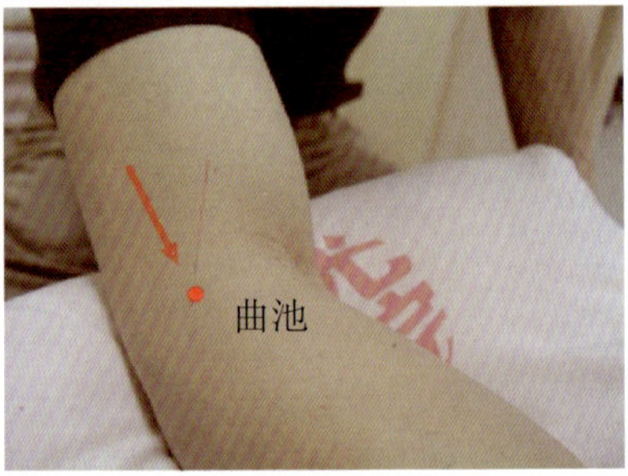

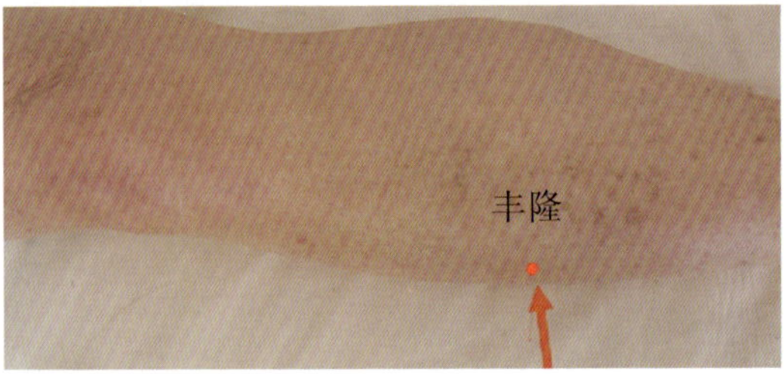

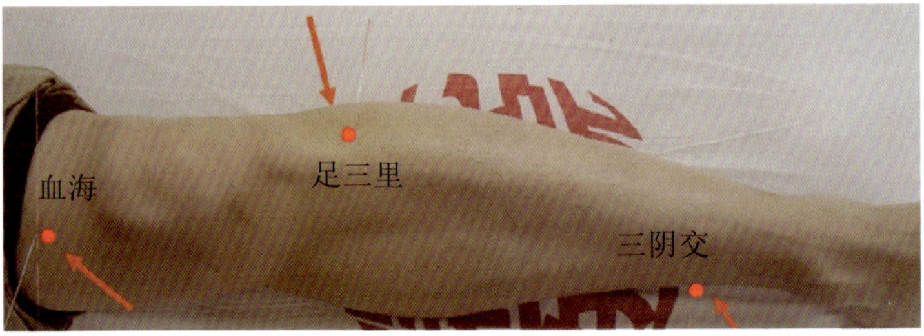

4. 风疹

病因病机：邪客于表，营卫不和。

治则：疏风散邪，调和营卫。

选穴：曲池、血海，开四关（双合谷、双太冲）。

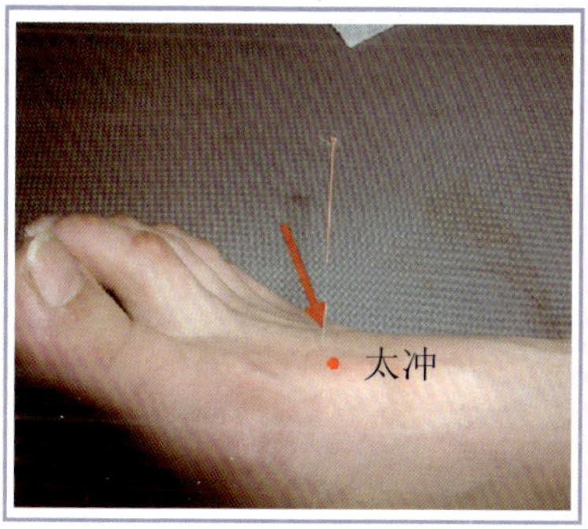

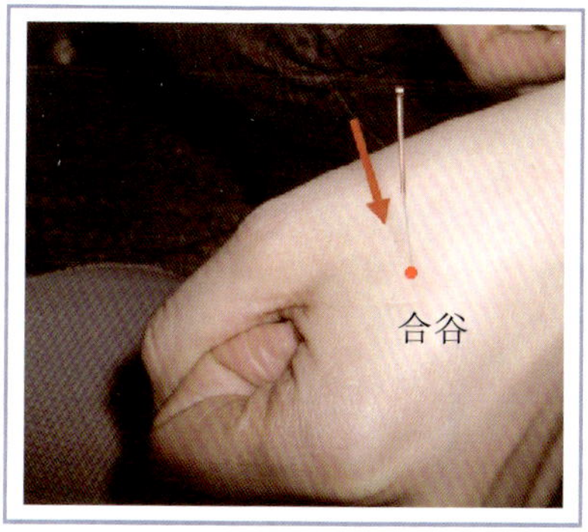

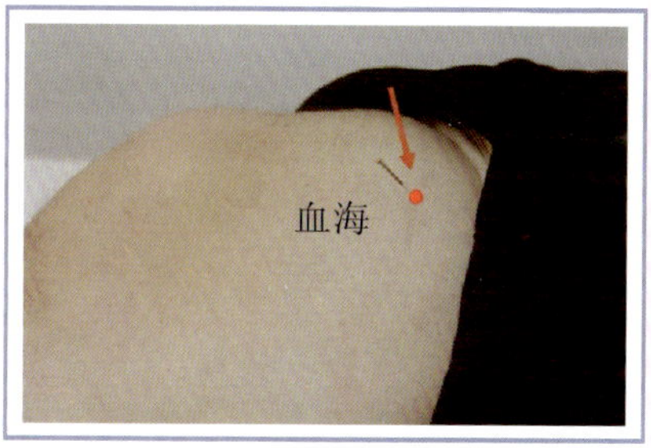

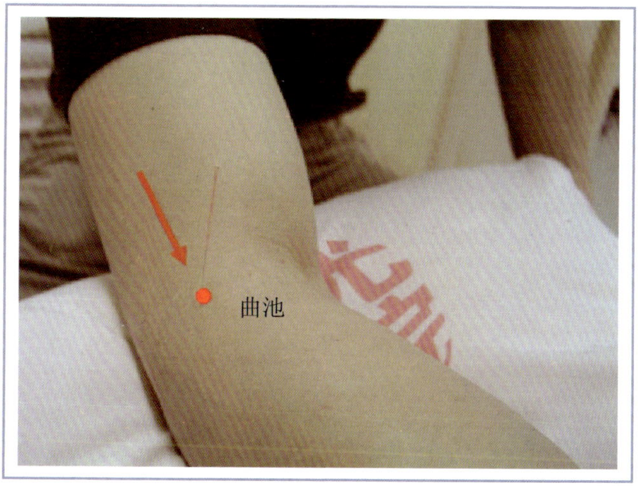

5. 口周疱疹

病因病机：脾胃湿热，内蕴疮疡。

治则：健脾利湿，清热解毒。

选穴：合谷、列缺、曲池、内庭、足三里。

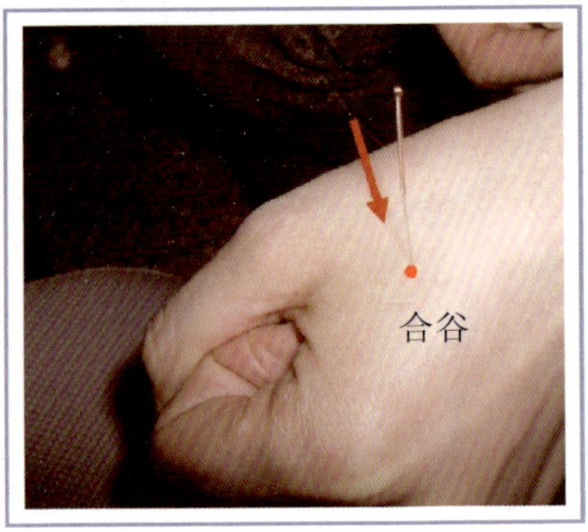

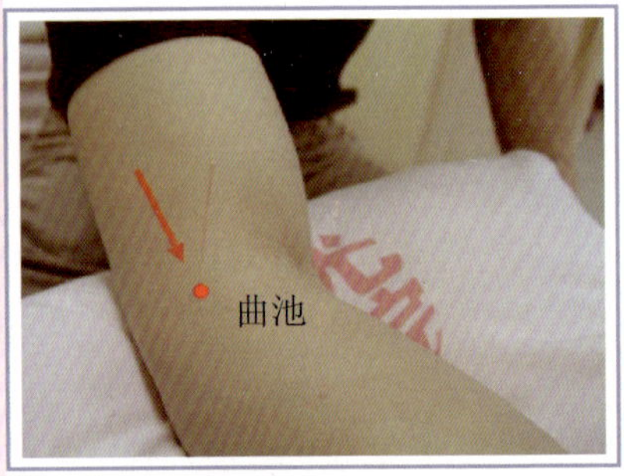

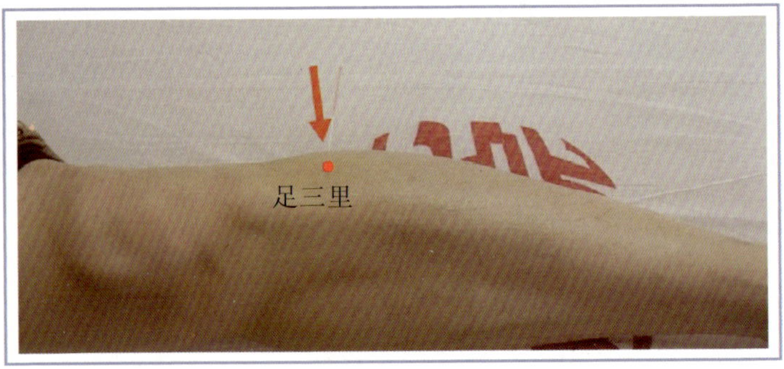

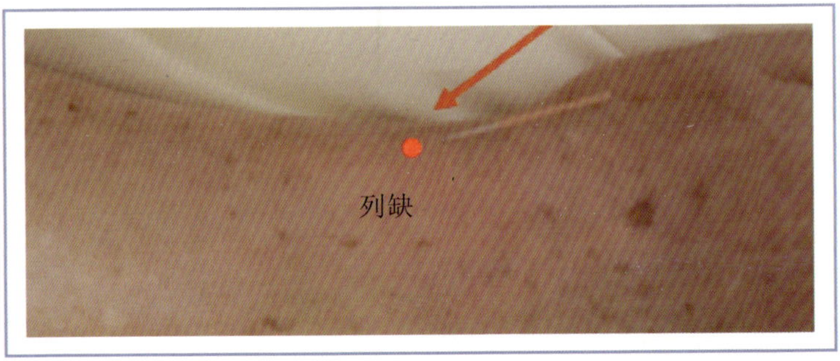

十四、妇产科疾病

1. 痛经、月经不调

病因病机：血行不畅，寒凝胞宫。

治则：温经活血，调经止痛。

选穴：三阴交、中极、足三里、气海、阴陵泉、肾俞、漏谷、地机。

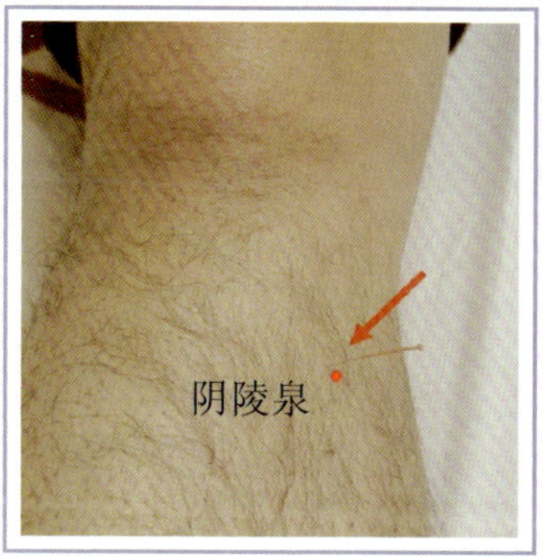

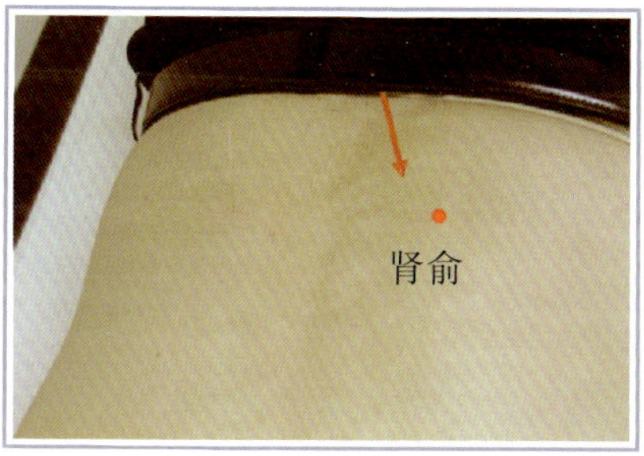

2. 闭经

病因病机：血虚气郁，痰湿内聚。

治则：益气解郁，化痰散瘀。

选穴：关元、气海、血海、中极、复溜、肝俞、脾俞、肾俞、三阴交、足三里。

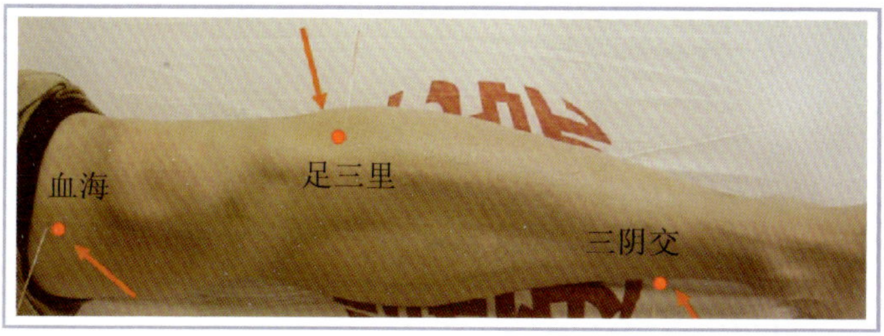

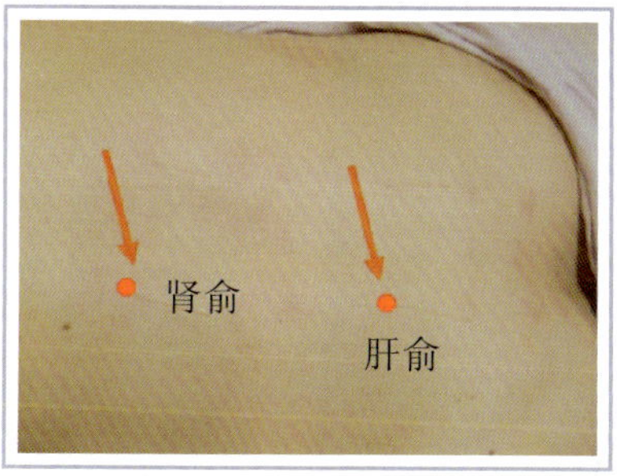

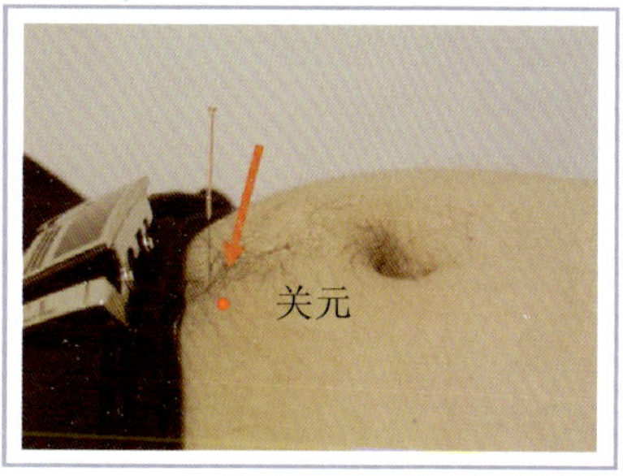

3. 更年期综合征

病因病机：肝肾亏虚，虚火内扰。

治则：补肾益肝，滋阴除烦。

选穴：百会、大椎、关元、心俞、肝俞、肾俞、命门、太溪、太冲、足三里、三阴交。

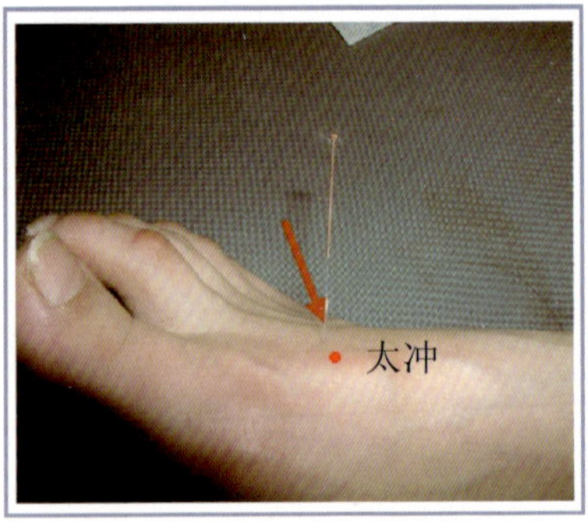

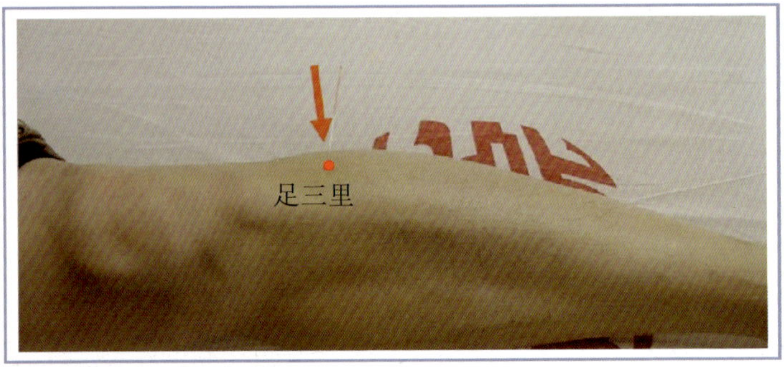

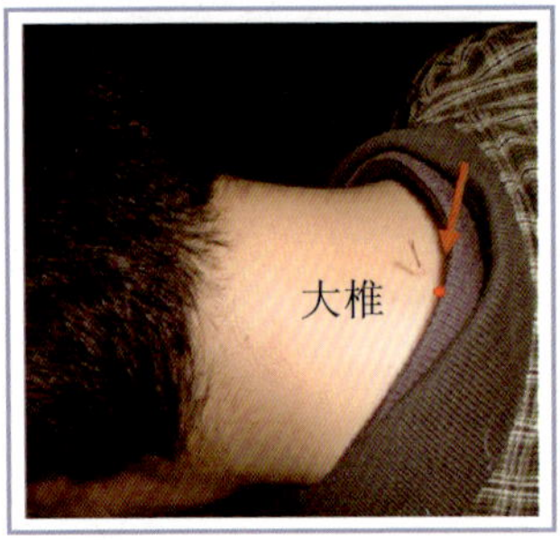

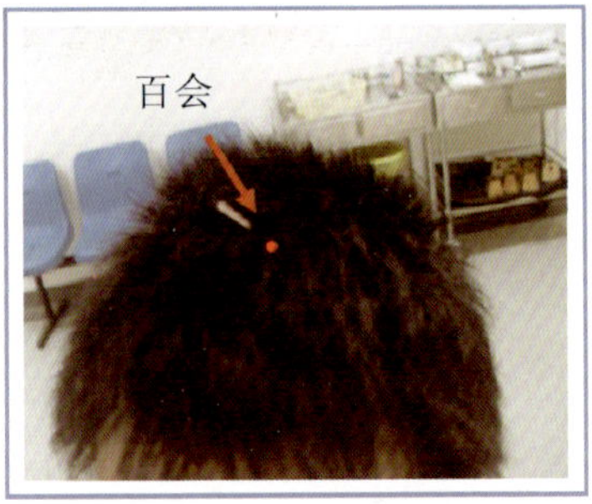

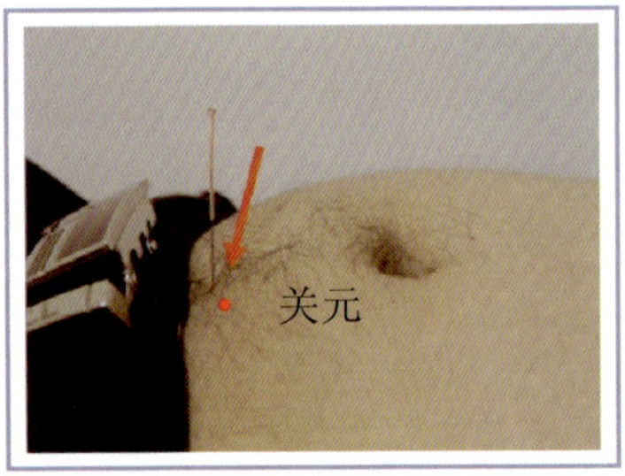

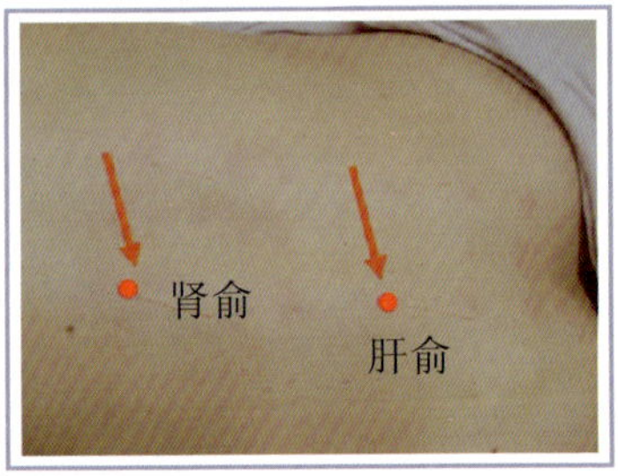

4. 产后尿潴留

病因病机：肾气亏虚，气化不利。

治则：温肾利水，疏调气机。

选穴：肾俞、中极、三阴交。

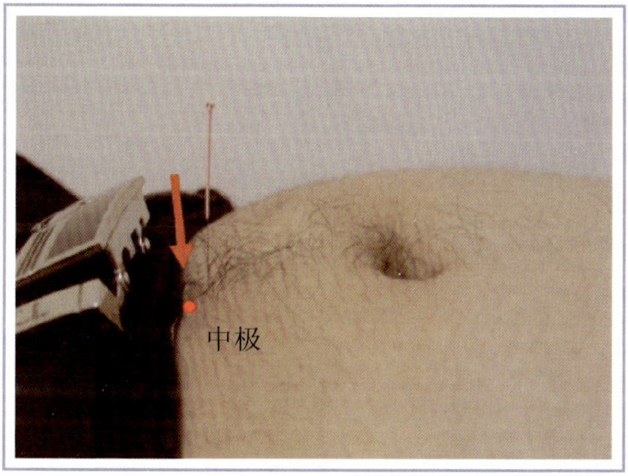

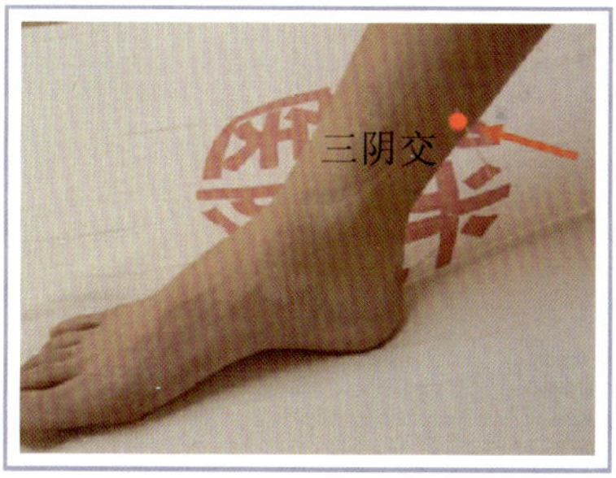

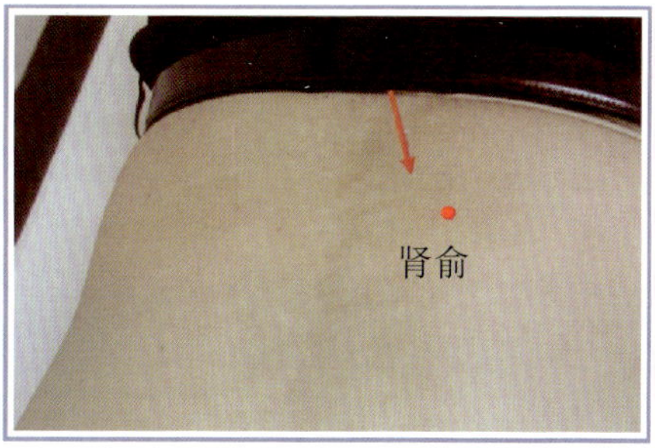

十五、儿科疾病

1. 小儿疳症（营养不良）

病因病机：脾胃虚损，津液消亡。

治则：和胃健脾，生精益髓。

选穴：四缝点刺，挤出黄色液体。

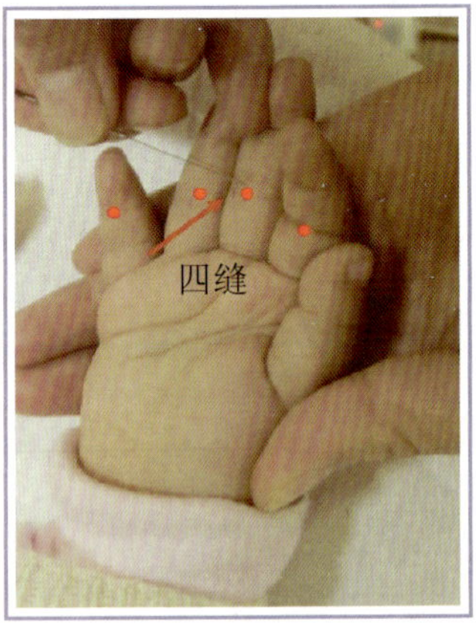

2. 小儿遗尿

病因病机：元气亏虚，肾不纳气。

治则：温补肾阳，益气固摄。

选穴：命门、膏肓、肾俞、百会、关元、中极、三阴交、膀胱俞。

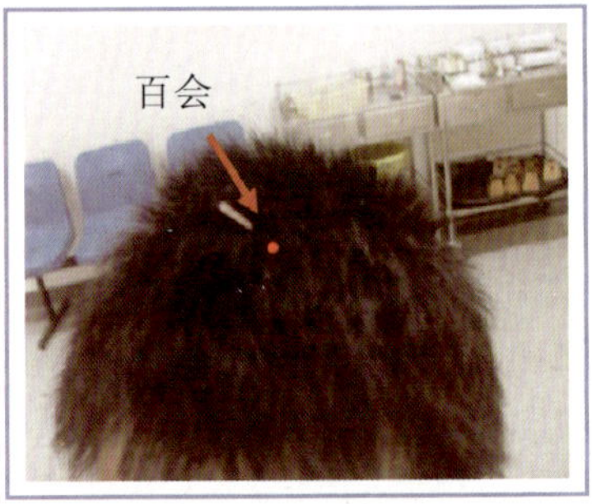

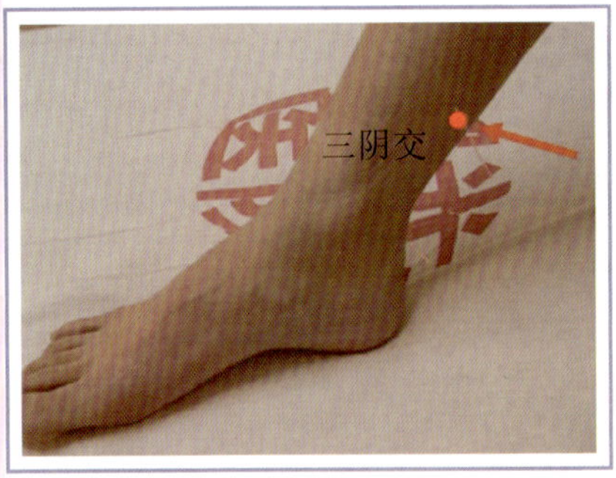

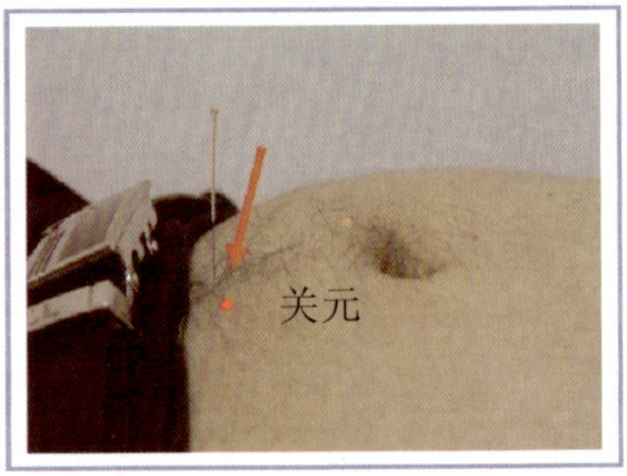

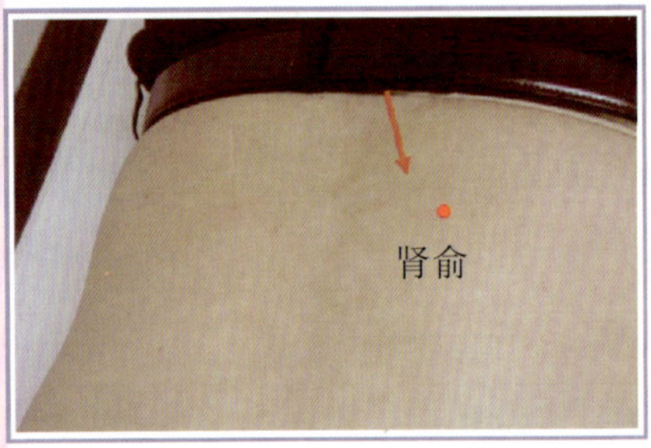

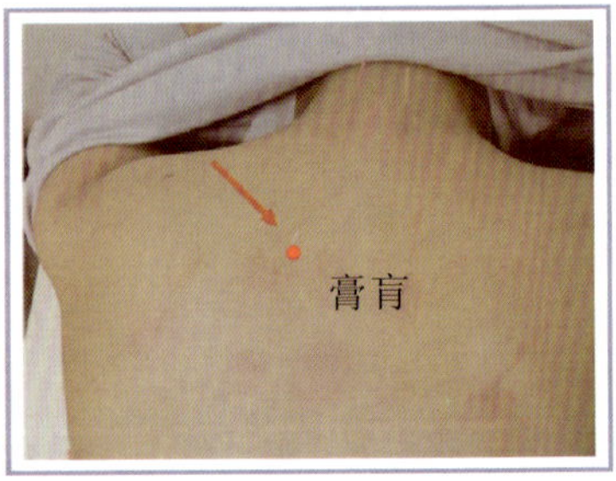

3. 智障（弱智儿童）

病因病机：禀赋不足，神明失养。

治则：补肾填髓，养神益智。

选穴：四神聪、百会。

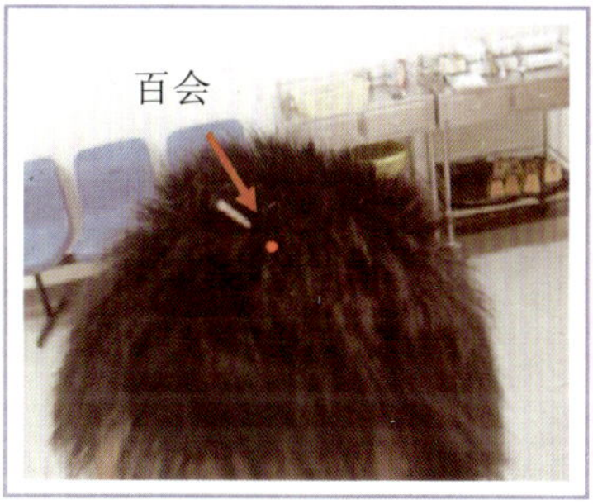

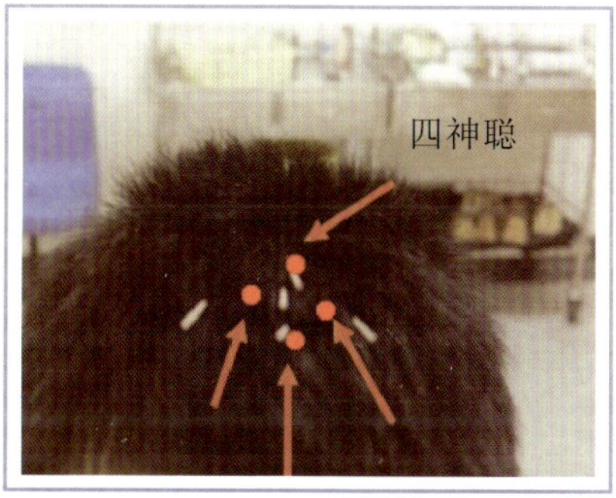

4. 儿童胃寒腹痛

病因病机：感受寒邪，气滞血瘀。

治则：温中祛寒，活血理气。

选穴：中脘、足三里。

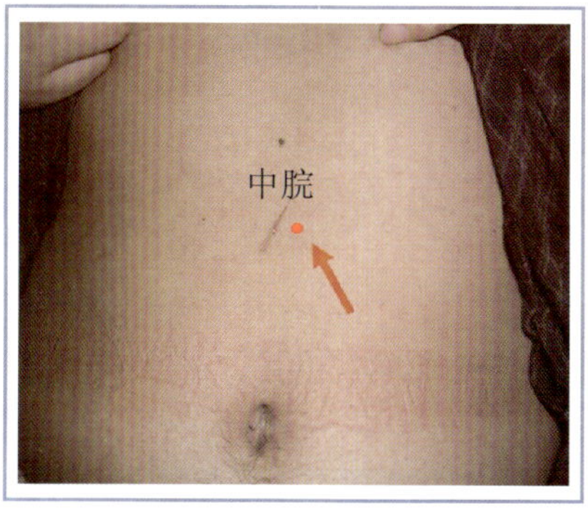

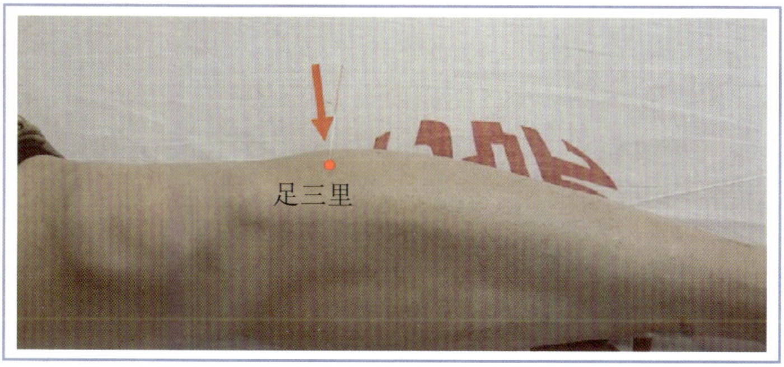

5. 百日咳

病因病机：外感风寒，肺失肃降。

治则：疏风散寒，宣肺止咳。

选穴：定喘、天突、丰隆、大椎。

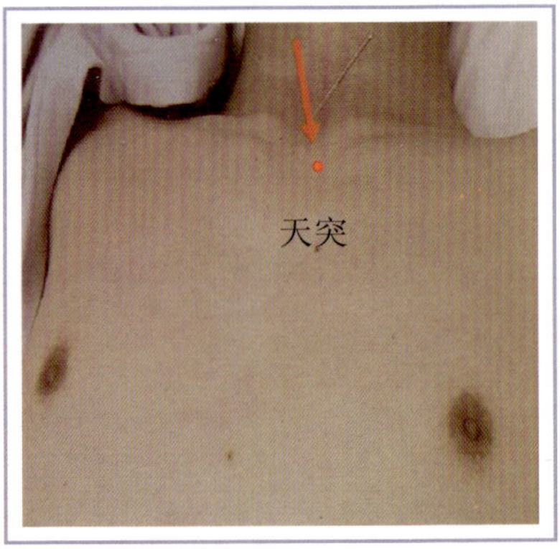

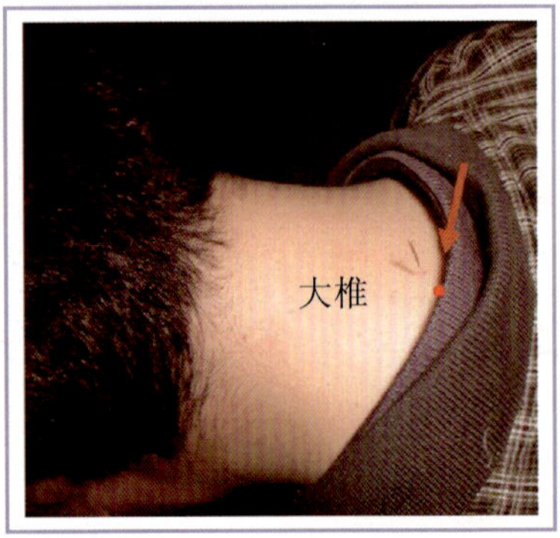

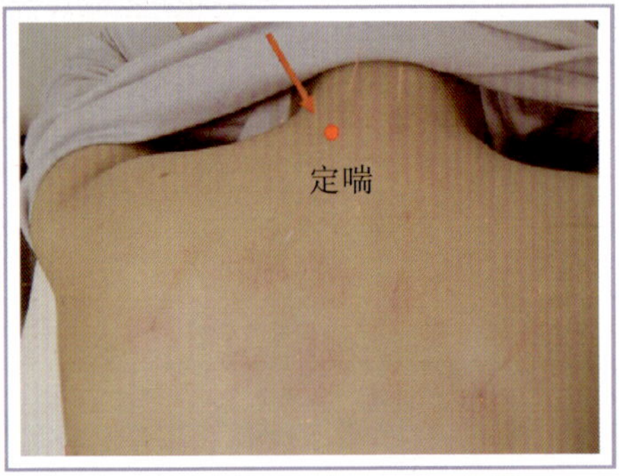

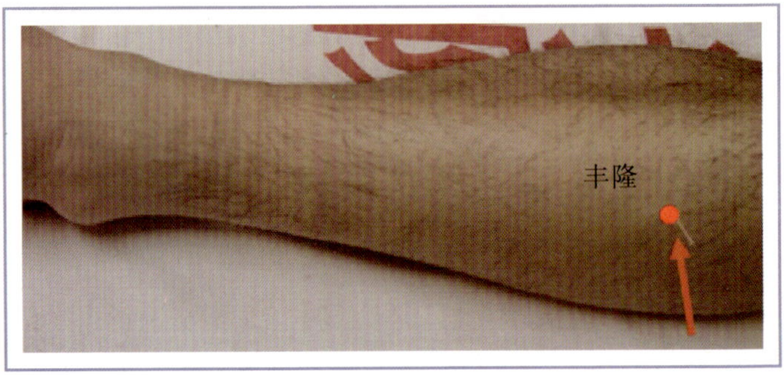

6. 婴幼儿摄生

病因病机：脾胃虚弱，摄纳不足。

治则：健脾益胃，生化精微。

选穴：华佗夹脊，指针（指针手法：拇食指对捏，每穴5～8下，共3～5遍）。

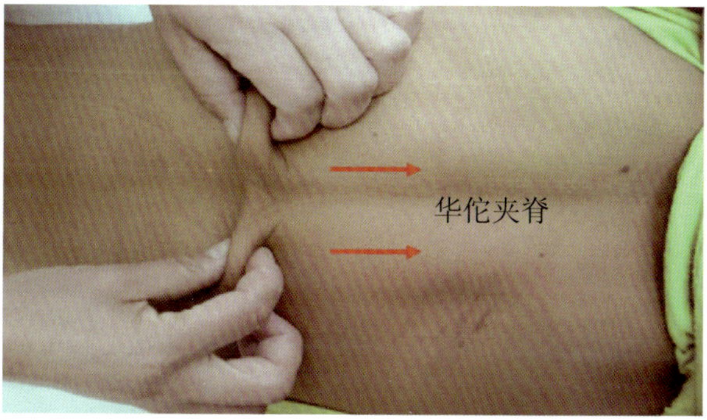

7. 小儿助长

病因病机：先天不足，筋脉失养。

治则：益精添髓，濡养经脉。

选穴：身柱、足三里。

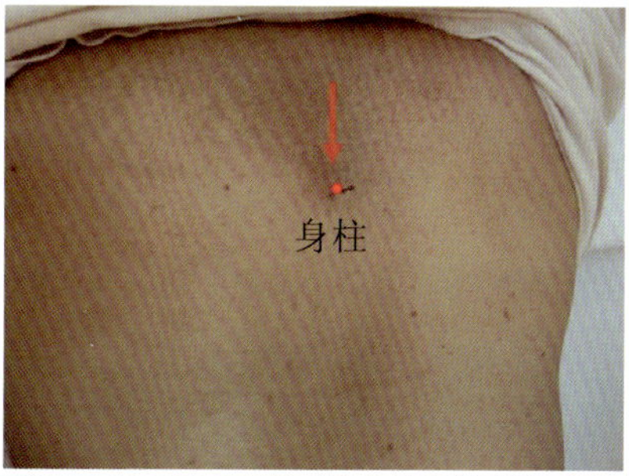

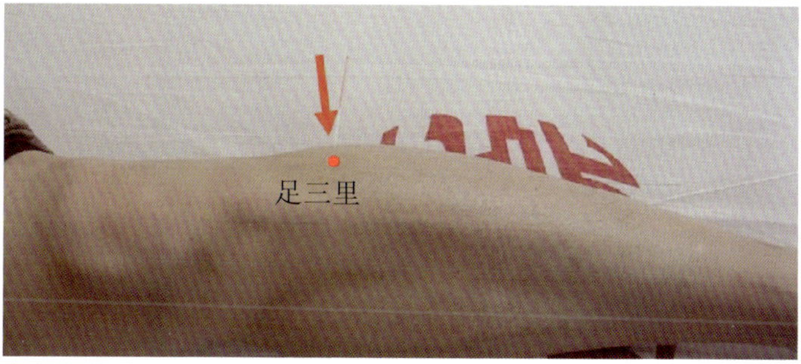

十六、眼耳鼻喉口腔疾病

1. 神经性耳鸣

病因病机：肝火上炎，气滞血瘀。

治则：清肝泻火，行气活血。

选穴：风池、听宫、太阳、外关、太冲。

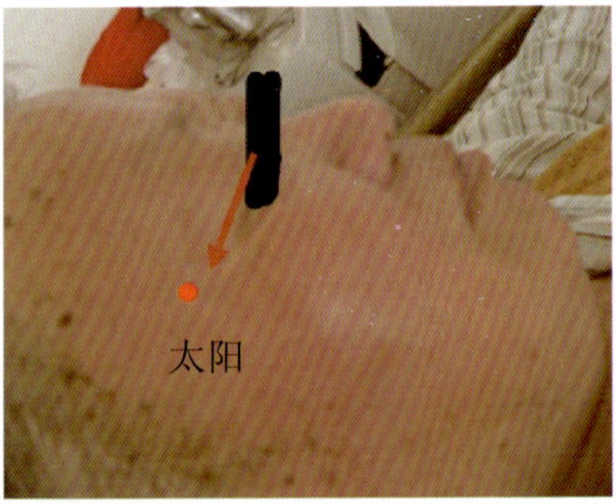

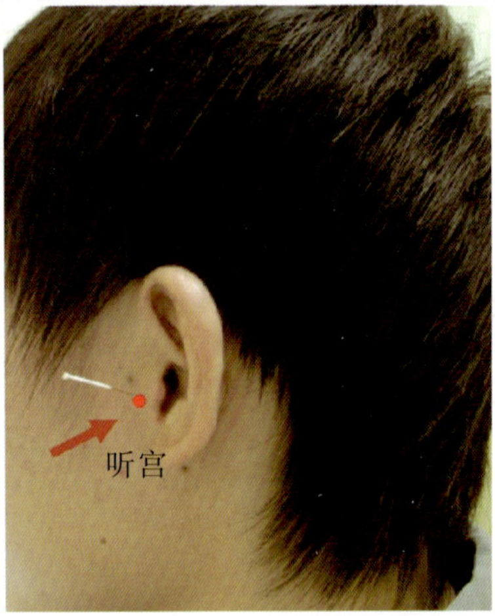

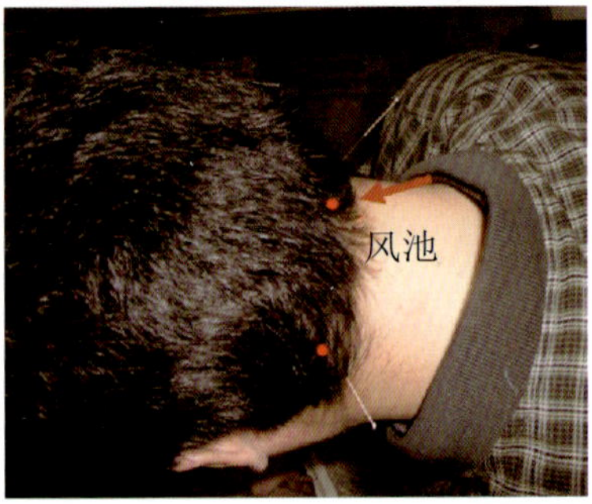

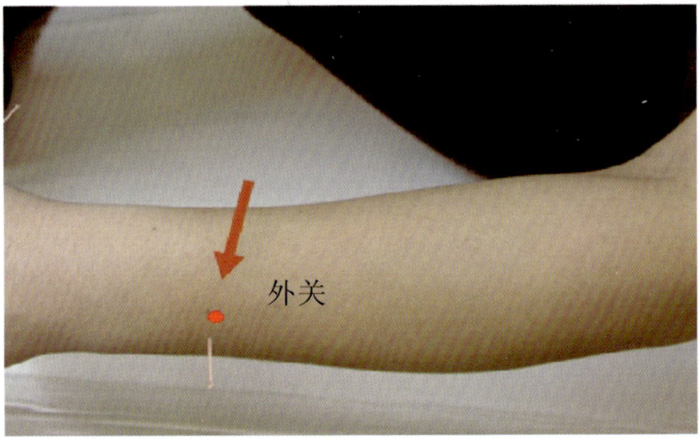

2. 急性咽喉炎

病因病机：外邪内郁，耗气动血。

治则：疏风利咽，理气消肿。

选穴：少商、金津、玉液点刺出血。

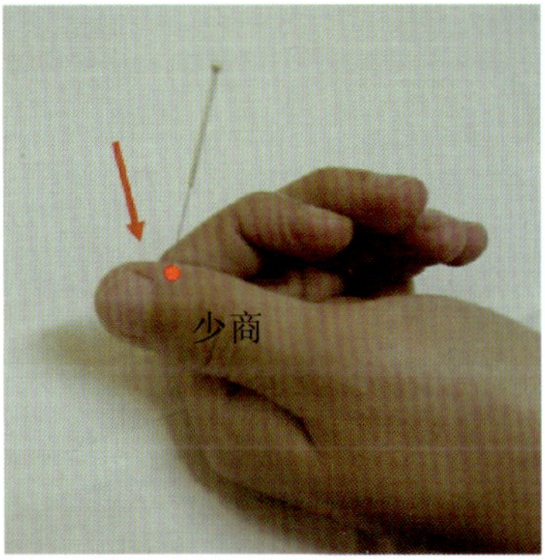

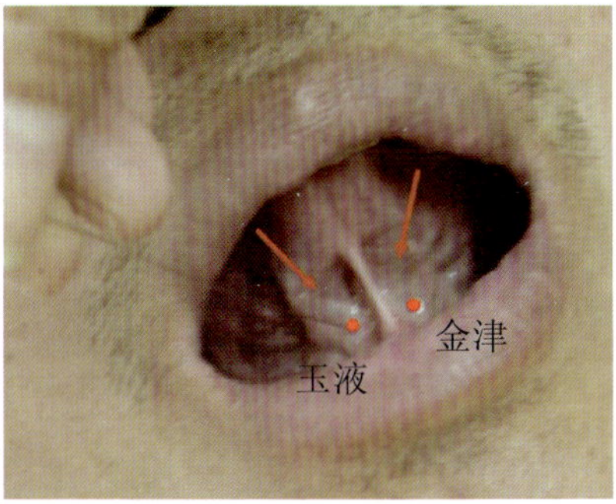

3. 风火牙痛

病因病机：脏腑郁热，循经上扰。

治则：清热泻火，凉血止痛。

选穴：合谷、颊车、下关。

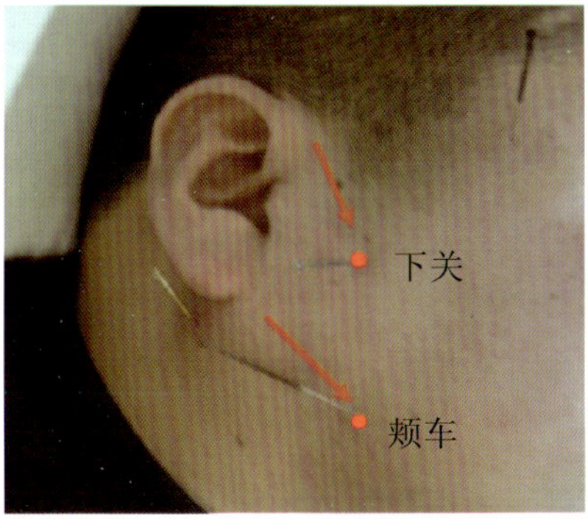

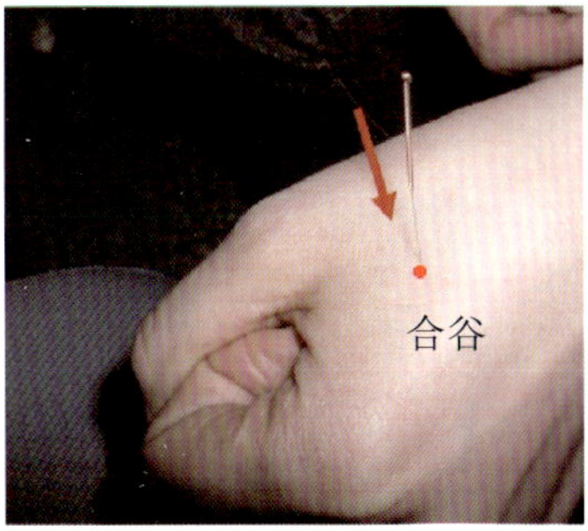

4. 结膜炎

病因病机：风热外袭，热毒蕴积。

治则：疏散风热，清热解毒。

选穴：风池、曲池、外关、睛明、攒竹、太阳。

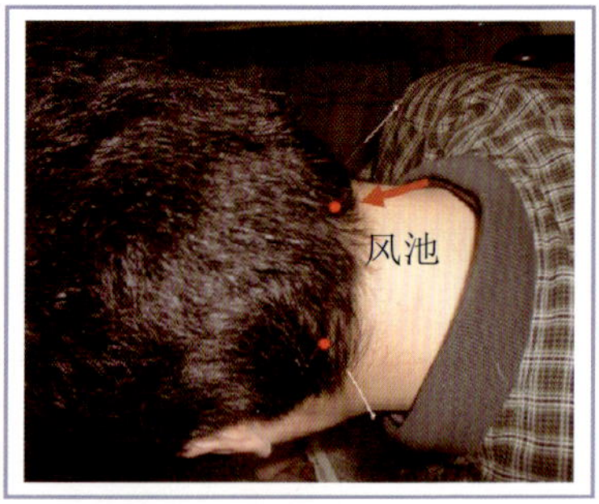

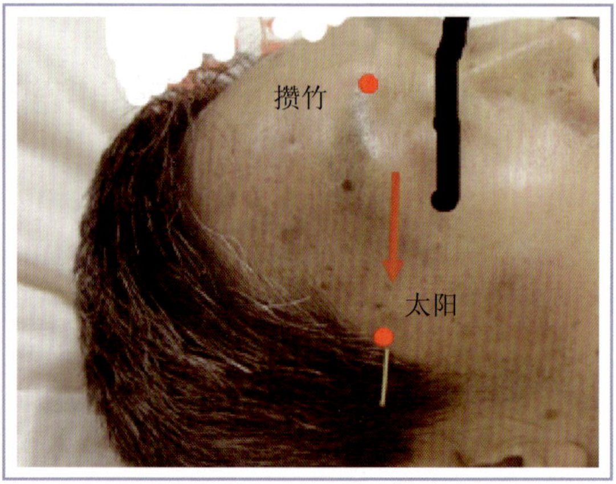

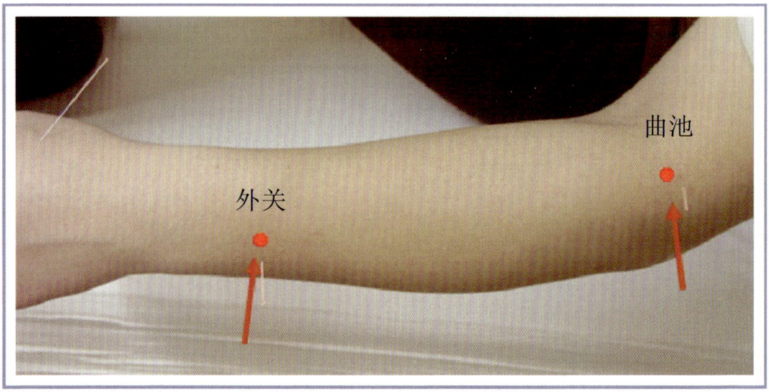

十七、其他

1. 晕车晕船

病因病机：舟车颠簸，胃气不和。

治则：平胃理气，降逆止呕。

选穴：内关、足三里、百会。

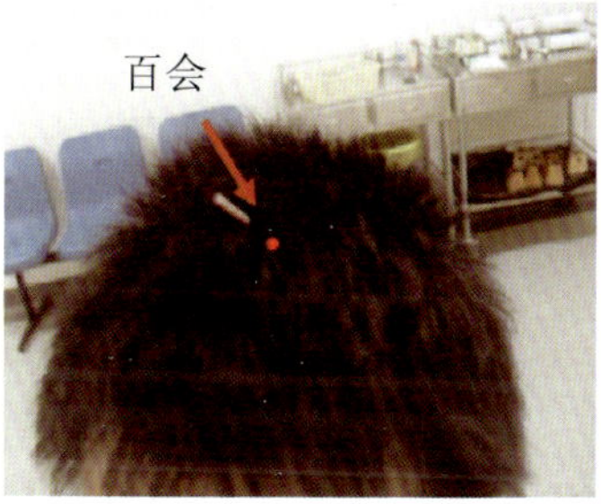

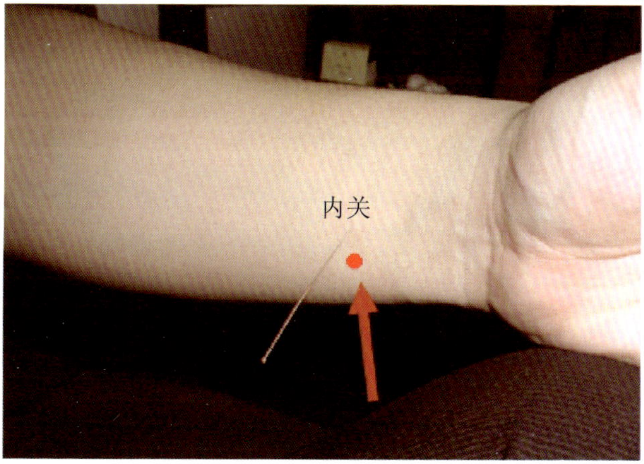

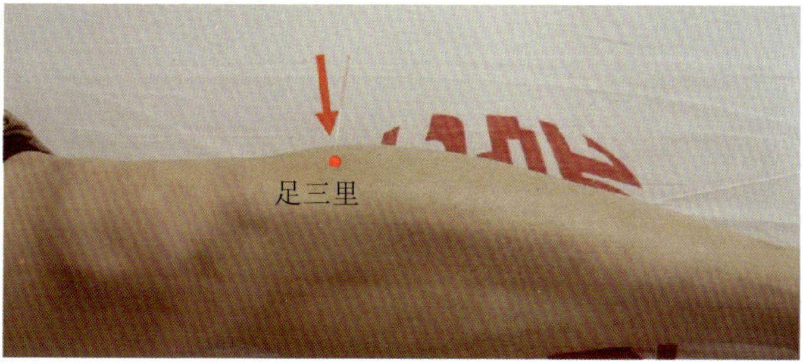

2. 美容祛斑

病因病机：气血失调，肌肤失养。

治则：活血化瘀，祛斑美容。

选穴：大椎、曲池、足三里、血海、合谷、三阴交。黑斑加肾俞、命门；黄褐斑加肝俞、期门；妊娠斑加卵巢。

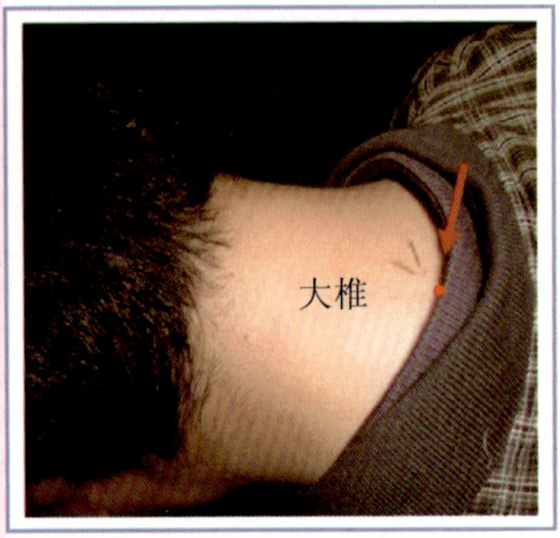

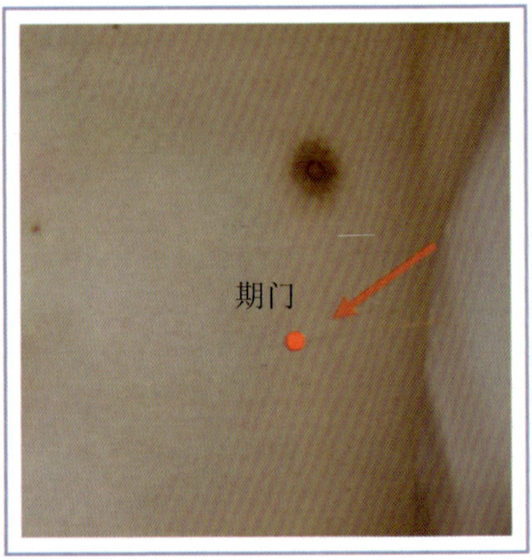

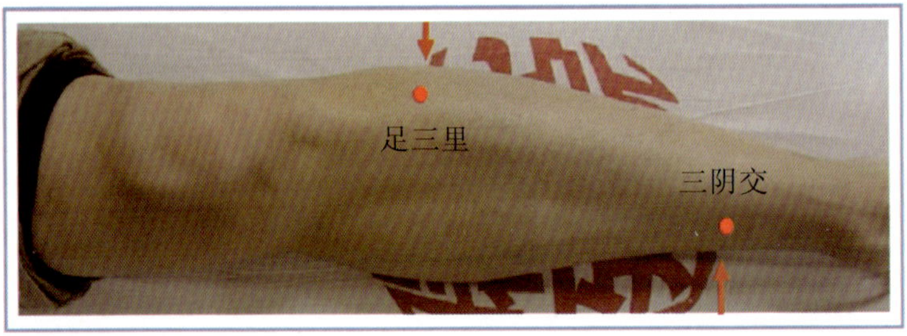

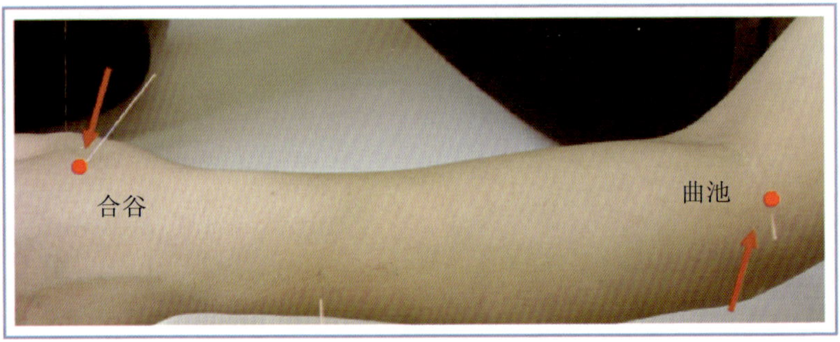

3. 美容除皱

病因病机：肝失调达，肌肤失养。

治则：舒肝理气，活血养颜。

选穴：血海、足三里、三阴交、肝俞、肾俞。

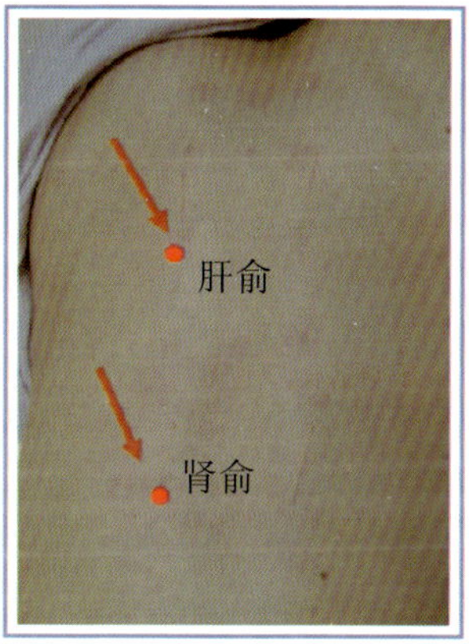

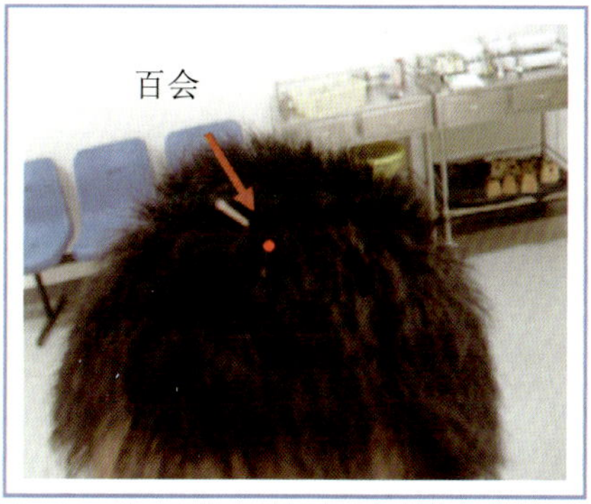

4. 抗衰老

病因病机：气血不足，脏腑失调。

治则：补气养血，协调脏腑。

选穴：百会、足三里、命门、三阴交，灸、电针。

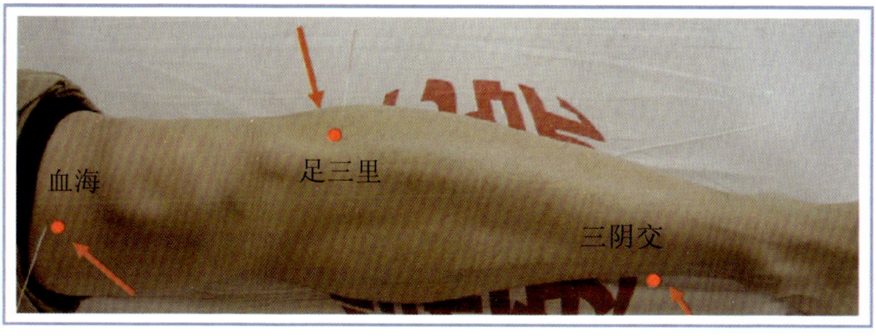

5. 旅游保健方

选穴：足三里、阳陵泉、风市、三阴交。

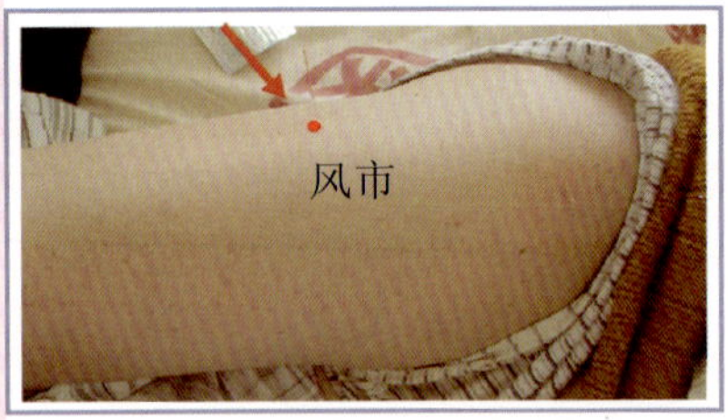

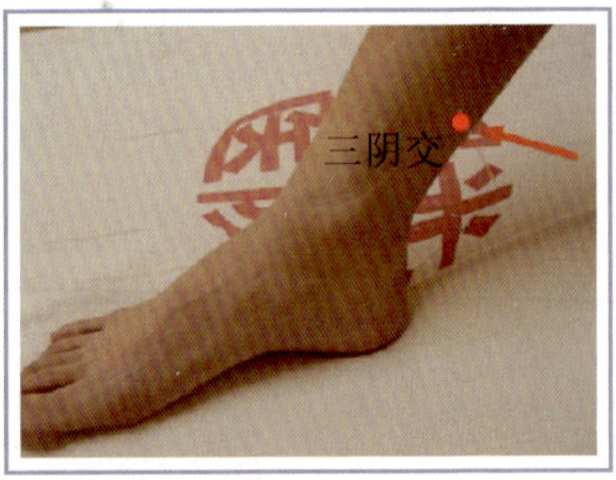

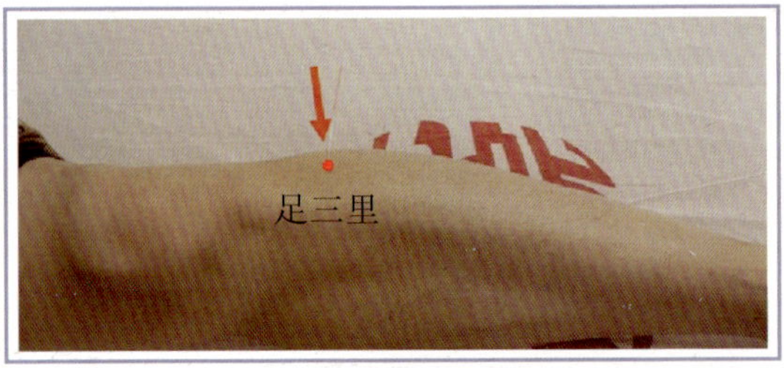

6. 戒烟

选穴：太渊、列缺。

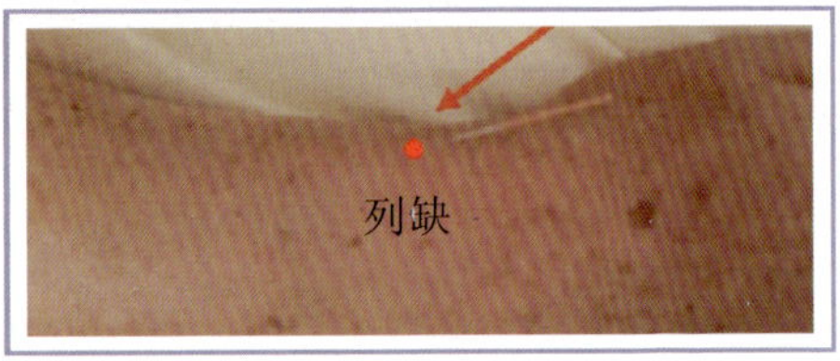

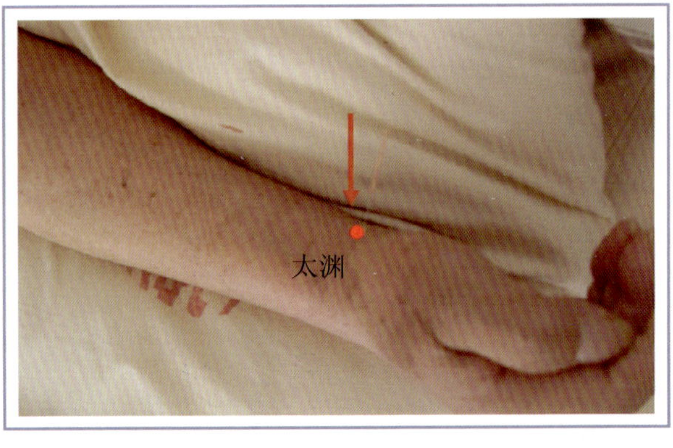

7. 戒酒

选穴：气海、三阴交、期门、章门、肝俞、脾俞、肾俞。

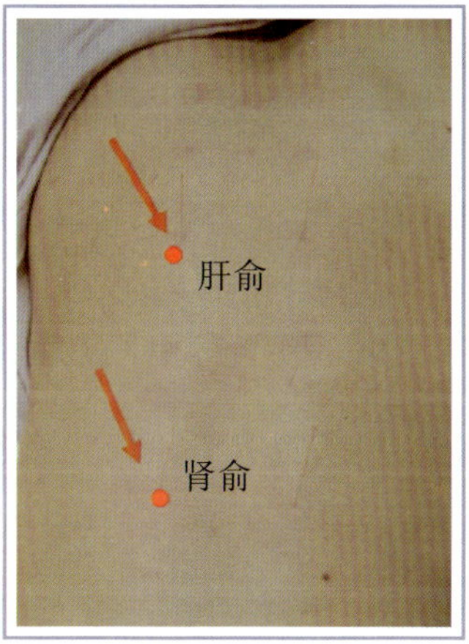

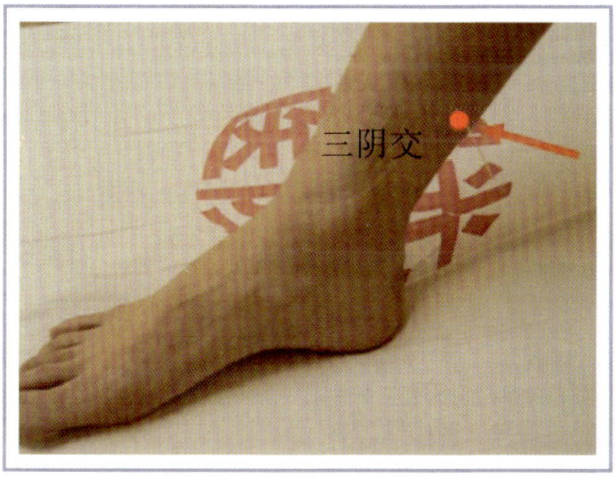

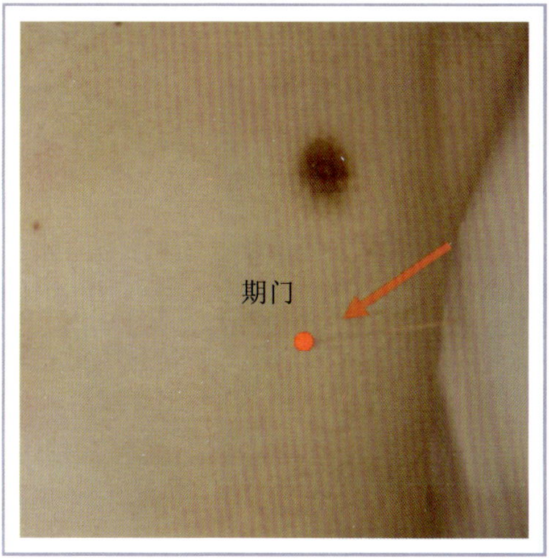

十八、单穴治病验方

1. 胎位不正

选穴：灸至阴。

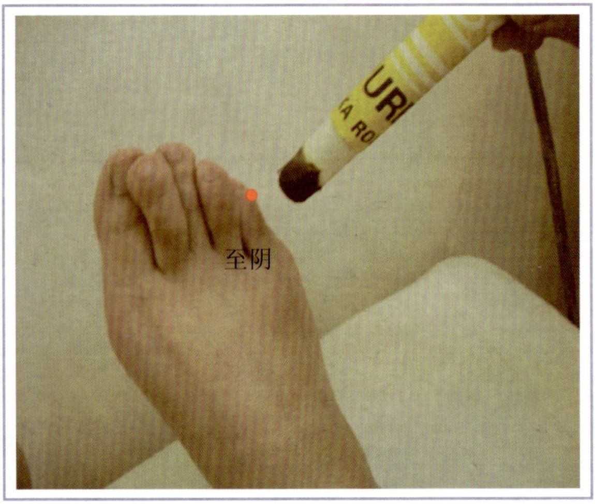

2. 小儿发热

病因病机：外感热毒，内陷营血。

治则：清热解毒，调和营卫。

选穴：少商点刺出血。

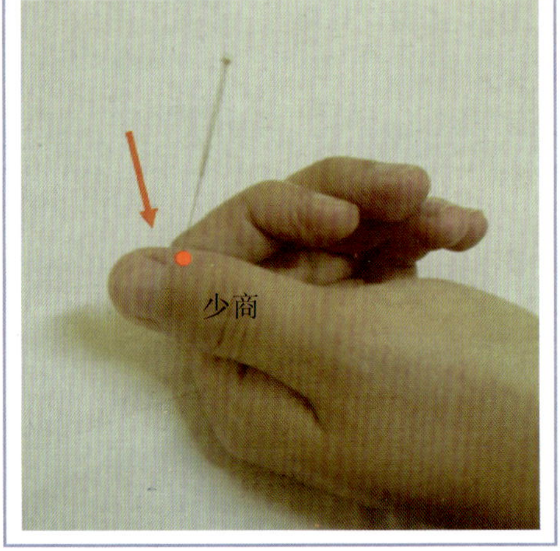

3. 小儿腹泻

病因病机：外感时邪，内伤乳食。

治则：疏风散寒，消食导滞。

选穴：神阙隔盐或隔姜灸。

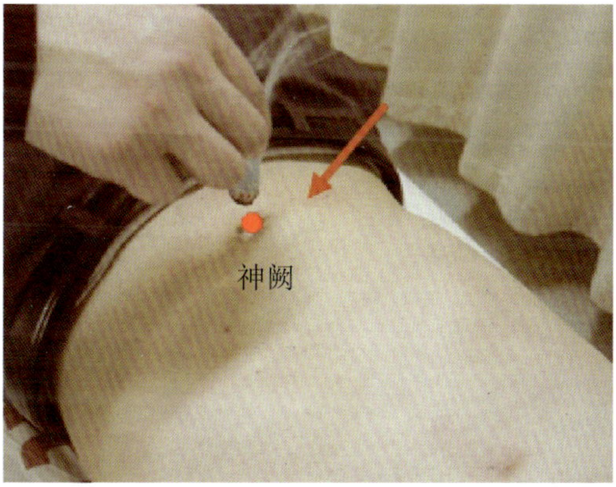

4. 痫证

病因病机：气血逆乱，蒙蔽清窍。

治则：通络镇惊，开窍定痫。

选穴：大椎。

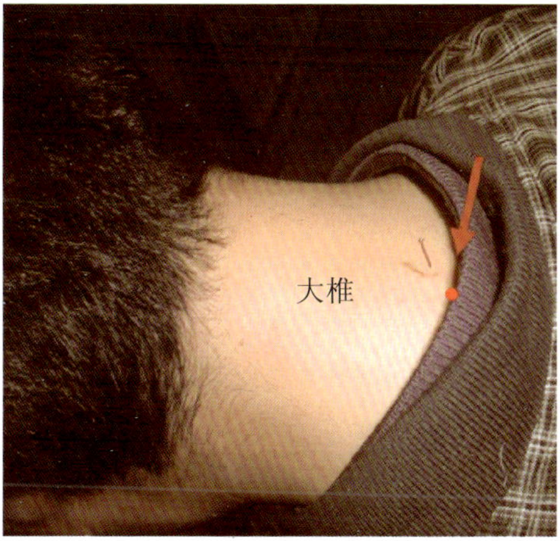

5. 狂证

病因病机：肝阳挟火，上扰神明。

治则：平肝清火，安神定志。

选穴：人中。

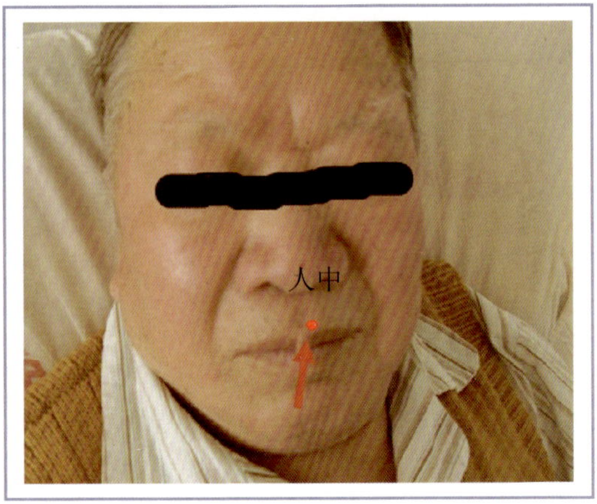

6. 胃肠痉挛

病因病机：气机阻滞。

治则：和胃止痛。

选穴：足三里。

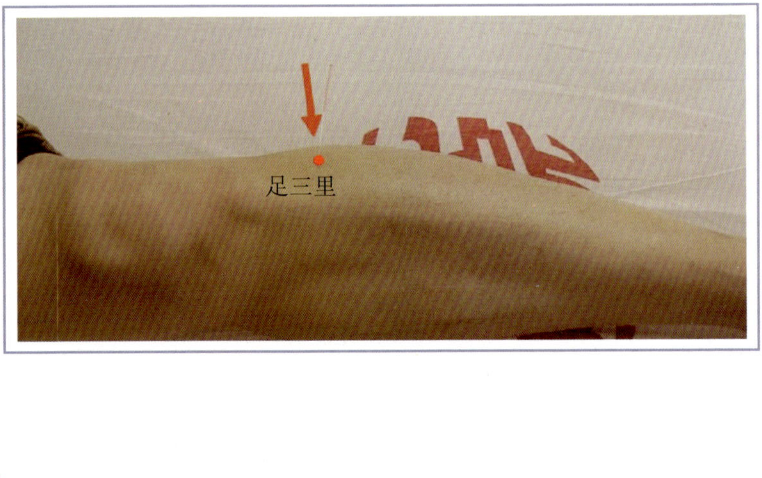

7. 失眠

病因病机：气血亏虚，阴阳失调。

治则：益气养血，安神定志。

选穴：神门。

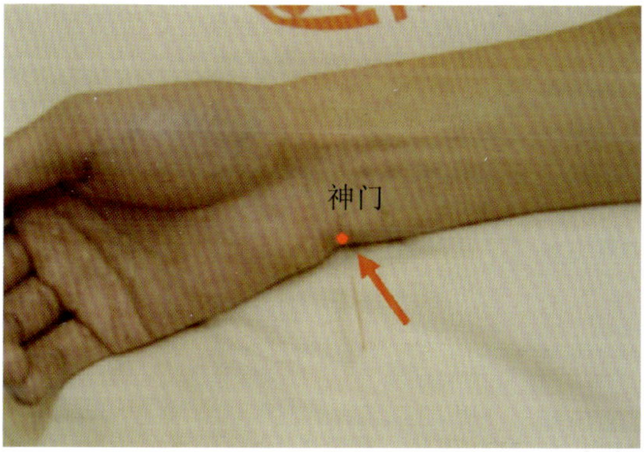

8. 落枕

病因病机：风寒外袭，气血瘀滞。

治则：温经祛寒，祛瘀通络。

选穴：后溪。

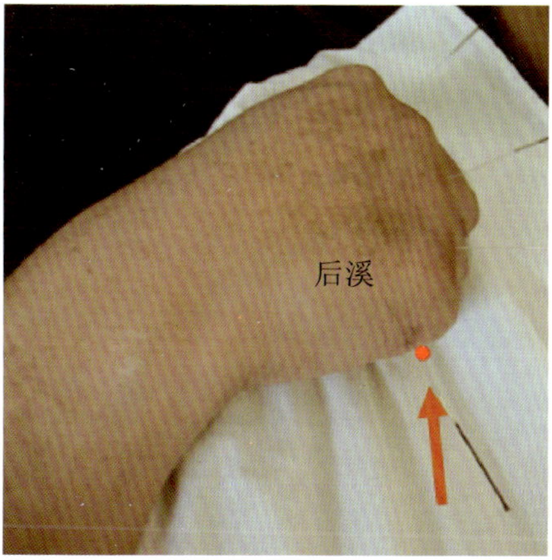